日本摂食嚥下リハビリテーション学会eラーニング対応

第4分野

摂食嚥下リハビリテーションの介入

Ⅰ 口腔ケア・間接訓練

Ver.4

日本摂食嚥下リハビリテーション学会 編集

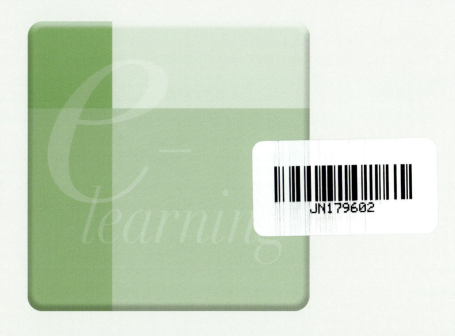

医歯薬出版株式会社

編集（日本摂食嚥下リハビリテーション学会教育委員会「摂食嚥下リハビリテーションの介入―口腔ケア（総論・各論），間接訓練（総論・各論）」担当．＊同委員会委員長）

　　出江紳一＊：鶴巻温泉病院副院長
　　渡邉　理沙：桶狭間病院藤田こころケアセンター
　　重田　律子：藤田医科大学医学部リハビリテーション医学講座訪問研究員
　　尾﨑研一郎：足利赤十字病院 リハビリテーション科副部長

執筆者一覧（執筆順）

　　尾﨑研一郎：足利赤十字病院リハビリテーション科副部長
　　渡邊　　裕：北海道大学大学院歯学研究院高齢者歯科学教室教授
　　菊谷　　武：日本歯科大学教授，日本歯科大学口腔リハビリテーション多摩クリニック院長
　　柴田　享子：重心施設にじいろの家，金森歯科医院
　　石田　　瞭：東京歯科大学摂食嚥下リハビリテーション研究室教授
　　水上　美樹：日本歯科大学口腔リハビリテーション多摩クリニック
　　稲本　陽子：藤田医科大学保健衛生学部リハビリテーション学科教授
　　園田　　茂：三九朗病院
　　西尾　正輝：日本海医療福祉研究施設施設長
　　倉智　雅子：国際医療福祉大学大学院医療福祉学研究科言語聴覚分野教授
　　福岡　達之：広島国際大学総合リハビリテーション学部リハビリテーション学科教授
　　熊倉　勇美：千里リハビリテーション病院顧問
　　椎名　英貴：森之宮病院リハビリテーション部部長
　　北條　京子：城西クリニック訪問診療部訪問リハビリテーション課
　　俵　　祐一：聖隷クリストファー大学リハビリテーション学部准教授
　　神津　　玲：長崎大学大学院医歯薬学総合研究科理学療法学分野教授

日本摂食嚥下リハビリテーション学会教育委員会

　　出江紳一（委員長），石野智子（〜2024年），尾﨑研一郎，工藤美香（2024年〜），重田律子，小山珠美（〜2024年），柴田斉子，戸原玄，中尾真理，中山渕利，弘中祥司，福永真哉，山根由起子（2024年〜），渡邉理沙

This book is originally published in Japanese
under the title of：

Nihon Sesshoku-Enge Rihabiriteshon Gakkai i Raningu Taio
Dai 4 Bunya Sesshoku-Enge Rihabiriteshon-no Kainyu
Ⅰ Kokukea・Kansetsu Kunren Bajon 4
(Based on The Japanese Society of Dysphagia
Rehabilitation e-learning programs
"4. Intervention in Dysphagia - Ⅰ. Oral health care and indirect therapy-" Ver. 4)

Editor：
The Japanese Society of Dysphagia Rehabilitation

© 2011 1st ed.
© 2025 4th ed.

ISHIYAKU PUBLISHERS, INC.
  7-10, Honkomagome 1 chome, Bunkyo-ku,
  Tokyo 113-8612, Japan

シリーズ Ver. 4 発行にあたって

　日本摂食嚥下リハビリテーション学会（以下，学会）の会員数は15,000人を超え，さらに増加を続けている．また認定士は4,000人を超え，会員のなかで認定士が占める割合も増加している．それぞれの地域のニーズに対して未だ充足しているとはいえないにしても，このような普及は世界的にも例をみない．これは日本の医療者が「食」というQOLをいかに大切に扱ってきたかを反映していると思われる．

　誰でもが最初は初心者である．教育-研究-臨床実践は一体であり，知識を実践し，疑問を研究に結びつけ，その努力が新たな知識を生みだす．摂食嚥下リハビリテーションという学際科学の発展は，30年前の初心者が地道に努力を続けてきた結果であることは間違いないが，そのような臨床家が集まり知見を交換する場を提供し，さらに教育コンテンツとして誰でもがアクセスできるようにした学会の意義は大きいと考える．

　本書は，学会インターネット学習システム（eラーニング）の参考書である．令和6年度のeラーニング改訂にあわせて本書も改訂されることとなり，ここに上梓されるに至った．今改訂においても新たなコンテンツの作成にあたられた方々をはじめとして関係各位に感謝申し上げる．現在の学問と臨床の水準にあわせてそれぞれのコンテンツを改訂したことに加えて，概念を整理するために内容の移動など編集にも注意を払った．今回新たに加わった項目として，「原因疾患：認知症」「コーチング」「気管カニューレ」「小児に対する画像検査の適応と実際」がある．病態を深く理解するとともに，患者・家族とのコミュニケーションを大切にして多職種協働を実践することがこの分野でも求められている．

　本書の内容は，摂食嚥下リハビリテーションの実践において多職種が連携するための共通言語である．学会認定士を目指す方はもちろん，すでに専門家として活躍されている方々が，周囲のスタッフを巻き込んで連携するための教育ツールとして活用することもできるだろう．本書が患者さんのために日々努力されている臨床家や教育者の役に立つことを願っている．

令和6年11月

一般社団法人日本摂食嚥下リハビリテーション学会
教育委員会委員長　**出江紳一**

シリーズVer. 3発行にあたって

　日本摂食嚥下リハビリテーション学会（以下，学会）の会員数は15,000人を超え，毎年1,000人以上のペースで増加している．認定士は3,000人を超える．それぞれの地域のニーズに対して未だ充足しているとはいえないにしても，このような普及は世界的にも例をみない．これは日本の医療者が「食」というQOLをいかに大切に扱ってきたかを反映していると思われる．

　誰でもが最初は初心者である．教育-研究-臨床実践は一体であり，知識を実践し，疑問を研究に結びつけ，その努力が新たな知識を生みだす．摂食嚥下リハビリテーションという学際科学の発展は，30年前の初心者が地道に努力を続けてきた結果であることは間違いないが，そのような臨床家が集まり知見を交換する場を提供し，さらに教育コンテンツとして誰でもがアクセスできるようにした学会の意義は大きいと考える．

　本書は，学会インターネット学習システム（eラーニング）の参考書である．令和元年度のeラーニング改訂にあわせて本書も改訂されることとなり，ここに上梓されるに至った．今改訂においても新たなコンテンツの作成にあたられた方々をはじめとして関係各位に感謝申し上げる．現在の学問と臨床の水準にあわせてそれぞれのコンテンツを改訂したことに加えて，概念を整理するために内容の移動など編集にも注意を払った．特に項目として新たにサルコペニア（第5分野）を立てたのは，高齢者の嚥下障害関連肺炎と摂食嚥下障害，およびサルコペニアの関連が注目されるとともに，その知見が集積されつつあることによる．

　本書の内容は，摂食嚥下リハビリテーションの実践において多職種が連携するための共通言語である．学会認定士を目指す方はもちろん，すでに専門家として活躍されている方々が，周囲のスタッフを巻き込んで連携するための教育ツールとして活用することもできるだろう．本書が患者さんのために日々努力されている臨床家や教育者の役に立つことを願っている．

令和2年5月

一般社団法人日本摂食嚥下リハビリテーション学会
教育委員会委員長　　出江紳一

シリーズVer. 2発行にあたって

　本書は，日本摂食嚥下リハビリテーション学会インターネット学習システム（eラーニング）の参考書である．平成27年度のeラーニング改訂に合わせて本書も改訂されることとなり，ここに上梓されるに至った．これまで同学会認定制度の確立，eラーニングの立ち上げ，そして認定事業の継続と発展に携わってこられた関係各位に深く敬意を表する次第である．

　いうまでもなく摂食嚥下リハビリテーションは多職種協同の営みであり，疾患の急性期から生活期までの，すべての時期で重要な役割を演じるだけでなく，予防的な対応を含めると，ほとんどすべての国民に関係するといっても過言ではない．学会発足から20年が過ぎ，摂食嚥下リハビリテーションは専門性を深化させてきた．その多様で広汎な知識と技術のなかから，共通の基本的な医療関連知識を明示することが，専門領域の社会的責任として求められることになる．その意味で，誰でもが入手できる本書の意義は大きい．

　内容は，摂食嚥下の基本的理解，摂食嚥下障害の評価，同障害へのさまざまな対応等が網羅されており，それぞれの領域の第一人者により平易に述べられている．本書の基本的知識は日本摂食嚥下リハビリテーション学会認定士を目指す方はもちろん，すべての保健・医療・福祉関係者に有用であると思われる．より多くの方々が本書を参考書として摂食嚥下リハビリテーションの基本を学び，日々の実践に活かして下さることを願っている．

平成27年6月

一般社団法人日本摂食嚥下リハビリテーション学会

教育委員会委員長　**出江紳一**

シリーズ刊行に寄せて（Ver. 1 収載）

　日本摂食・嚥下リハビリテーション学会は，摂食・嚥下リハビリテーションにかかわる多職種が集まり，患者ニーズに対し協力的，効率的，合目的に対応を考えるという trans disciplinary な対応を可能とすべく，1996年9月に発足した．以来，本分野の研究，発展，普及に努めており，現在では会員数が6,000名を超えている．また，2009年8月には一般社団法人となり，急速に高まる社会的ニーズに応えるべく法人格を取得し，アイデンティファイされることとなった．

　本学会は，この法人格取得と同時に認定士制度を設けた．その目的は，認定士制度規約の第1条に記されているが，「『日本摂食・嚥下リハビリテーション学会認定士』制度は，日本摂食・嚥下リハビリテーション学会総則第2条『摂食・嚥下リハビリテーションの啓発と普及，その安全で効果的な実施のために貢献する』を積極的に具現化するために，摂食・嚥下リハビリテーションの基本的な事項と必要な技能を明確化し，それらの知識を習得した本学会の会員を認定することを目的とする」である．本領域の活動は，多職種が担う．そのため，摂食・嚥下リハビリテーションを行うに当たって，当該職種が知っておかなくてはならない共通の知識，そして各職種の適応と制限に関する知識を明確化しておくことは，学会の重要な責務であろう．また，そのような知識を有するものを学会が認定し，その知識レベルを保証することは大変意義深い．

　この知識は，われわれの活動の基礎になるものである．そして，その学習方法の一つが，本書の骨子となるeラーニングにあたる．この概要は，インターネット上で体系的に6分野78項目に分類された最重要事項を供覧することで，上記のような共通知識の整理をはかるものである．そして，この課程を修めることが，認定士受験資格の重要な要件の一つとなる．

　さらに，認定士の展開としては，認定を得たものがそれぞれの専門職種において，より専門的な知識や技能を修得できるような構造が望ましいと考えられる．例えば，この認定士資格をもつものが，高度な実習を要するセミナーに参加ができるなどである．また，関連する他の学会の学会員が，この認定士の水準を十分に備えていると認められるような場合は，申請により認定士の資格を与えるなど，関連学会と発展的な関係を築く基盤となる．

　今回，ここに上記のようなeラーニング各分野の学習内容をもとに，書籍を刊行することになった．それは，eラーニング受講者の学習の便をはかるとともに，より多くの人に必要最低限の共通知識を知ってもらい，本領域がいっそう伝播することを企図したことによる．

　そうして学習基盤を整理することで関係職種の多くの方が本学会へ参加できるようになり，それによって摂食・嚥下障害を有する患者の幸せに少しでも寄与することができれば，望外の喜びである．

2010年8月

一般社団法人日本摂食・嚥下リハビリテーション学会

理事長　才藤栄一

緒　言（Ver. 1収載）

　本書は，日本摂食・嚥下リハビリテーション学会インターネット学習システム（eラーニング）の参考書である．eラーニングによる学習を支援することを目的とし，eラーニングコンテンツを踏襲した内容で構成されている．内容は豊富で網羅的なので，日本摂食・嚥下リハビリテーション学会会員以外の方々にもおおいに参考にしていただけるものになっている．

　eラーニングは，2010年7月16日に開講した．その構想は2007年に認定制を計画することが決まり，認定士としてふさわしい知識をどのように会員に伝達するかを検討する過程で始まった．当初は研修会を日本各所で開催し，これらを受講した会員が認定士試験受験資格を得るという従来型の案もあったが，日本摂食・嚥下リハビリテーション学会会員の職種は，非常に広範囲にわたるので，共通の基本的な医療関連知識を担保する必要があった．たとえば，医療の総論的な内容やリスク管理の知識は教育環境にいる人たちにはあまり馴染みがないかもしれないが，このような知識は学会認定士にとっては必須事項になるべきである．

　このような広い内容を含めると，およそ20時間に相当するセミナーが必要になる．これを研修会のスタイルで行うには，物理的，経済的に困難だった．また，日本摂食・嚥下リハビリテーション学会会員は，少人数職場に従事しているため気軽に学会や研修会に参加しにくい環境にあることも多い．このような背景から，当時の資格制度準備委員会（現認定委員会）は，認定士試験受験資格としてのeラーニング構想を理事会に提案し，理事会において歓迎をもって受理され，学会の最重点課題の一つになった．

　2008年の第14回学術大会では，総会，シンポジウムでこの構想を発表し，理解をいただいた．その後，2年の歳月を経て，何とか準備が整い，2010年7月，開講に至った．

　コンテンツの作成は，日本摂食・嚥下リハビリテーション学会認定士のうち資格制度準備委員会で推薦し，理事会で承認された各分野の専門家76名と認定委員20名が分業してあたった．内容に関しては，コンテンツの作成者と認定委員との間で調整を行った．この作業は困難なこともあったが，各コンテンツは工夫された．また，最初の構想では必要最低限の知識を中心に構成される予定だったが，この域を大きく超えて，非常に充実した内容になった．

　実際のeラーニングをご覧いただくとわかるが，1コンテンツ10から15枚程度のスライドに，解説文が付随し，それを読み進め，最後に確認問題をして1コンテンツが終了するという構成になっている．動画なども多用してあり非常にわかりやすい内容である．しかし，一度学習が終了したあとに，再度確認したいということもあるだろうし，もう少し詳しい解説がほしいということもあるだろう．

　本書はこのような要望に対応することを目的に出版された．より多くの方に，有効に活用していただけることを願っている．

2010年8月

一般社団法人日本摂食・嚥下リハビリテーション学会
認定委員会委員長　**馬場　尊**

CONTENTS

シリーズVer.4発行にあたって／*iii*　シリーズVer.3発行にあたって／*iv*
シリーズVer.2発行にあたって／*v*　シリーズ刊行に寄せて（Ver.1）／*vi*　緒言（Ver.1）／*vii*
eラーニング書籍版全体項目／*xv*

§13　口腔ケア：総論

37　口腔ケアの定義・期待される効果　　（尾﨑　研一郎）*2*

- Chapter 1　ケアとは ……… *2*
- Chapter 2　口腔ケアとは ……… *3*
- Chapter 3　アメリカにおける口腔ケアの近代，現代の歴史 ……… *4*
- Chapter 4　日本における口腔ケアの近代，現代の歴史（看護師の視点） ……… *5*
- Chapter 5　日本における口腔ケアの現代の歴史（歯科職種の視点） ……… *6*
- Chapter 6　口腔ケアの効果 ……… *6*

38　歯・義歯・口腔粘膜の観察　　（渡邊　裕）*11*

- Chapter 1　はじめに ……… *11*
- Chapter 2　顔面・口腔の観察方法 ……… *11*
  1）観察するときの準備と留意点…*11*
  2）開口方法，粘膜圧排の留意点…*12*
- Chapter 3　顔面・口腔の正常像：顔面 ……… *13*
- Chapter 4　顔面・口腔の正常像：口腔内 ……… *13*
- Chapter 5　頬粘膜から歯肉頬側 ……… *14*
- Chapter 6　口蓋，咽頭，舌 ……… *15*
- Chapter 7　口腔内の補綴装置 ……… *16*
  1）口腔内の組織と補綴物の違い…*16*
  2）補綴物に伴う組織変化と補綴物の異常…*16*
- Chapter 8　義歯の確認部位 ……… *17*
  1）可撤式の補綴物の維持管理を理解する…*17*
- Chapter 9　義歯の清掃状態 ……… *17*
- Chapter 10　義歯の清掃と保管 ……… *18*
- Chapter 11　顔面・口腔の異常像：清掃状態の観察 ……… *19*
  1）経口摂取している場合の食物残渣…*19*
  2）経口摂取していない場合の乾燥剥離上皮膜，汚染物質…*20*
- Chapter 12　顔面・口腔の異常像：清掃状態，歯の観察 ……… *21*
  1）継続的な清掃不良による歯周疾患とう蝕…*21*
- Chapter 13　口腔粘膜疾患の観察：舌と粘膜 ……… *21*
  1）機能障害を疑う所見…*21*
- Chapter 14　口腔粘膜疾患の観察：先天異常と創，腫瘍性病変 ……… *22*

39 唾液の基礎知識 （菊谷　武）24

- Chapter 1　唾液の作用 …… 24
- Chapter 2　唾液分泌のメカニズム …… 24
- Chapter 3　唾液減少症 …… 25
- Chapter 4　口腔乾燥症とは …… 26
- Chapter 5　口腔乾燥の原因 …… 26
  1) 疾患によるもの…26　　2) 機能低下に関連したもの…27
  3) 疾患の治療に関連したもの…27　　4) その他…28
- Chapter 6　薬剤と唾液分泌 …… 28
- Chapter 7　唾液検査の実際と臨床診断基準 …… 29
- Chapter 8　口腔水分計（ムーカス）による評価 …… 29
- Chapter 9　安静時唾液・刺激時唾液の分泌量測定 …… 30
- Chapter 10　唾液分泌量が低下すると？ …… 30
- Chapter 11　嚥下障害が起こると？ …… 31
- Chapter 12　口腔乾燥症への対応方法 …… 31

§14　口腔ケア：各論

40 口腔ケアの準備，歯の清掃法，必要器具・薬剤 （柴田　享子）34

- Chapter 1　口腔ケアを行う前に必要な情報 …… 34
- Chapter 2　口腔ケアのリスク管理 …… 34
- Chapter 3　口腔ケア時の姿勢 …… 35
- Chapter 4　口腔ケアの準備 …… 35
- Chapter 5　歯ブラシの選択 …… 36
- Chapter 6　歯ブラシの取り扱い …… 36
- Chapter 7　ブラッシング方法 …… 37
- Chapter 8　電動歯ブラシの使用方法 …… 38
- Chapter 9　含嗽剤（うがい薬） …… 39
- Chapter 10　歯間ブラシの使用法 …… 39
- Chapter 11　歯磨剤の選択 …… 40
- Chapter 12　義歯の着脱方法 …… 41
- Chapter 13　義歯の清掃方法 …… 41

41 舌・粘膜の清掃法，洗浄・うがい・保湿，必要器具・薬剤 （石田　瞭）43

- Chapter 1　舌・粘膜に対する口腔清掃の意義 …… 43
- Chapter 2　口腔粘膜疾患 …… 43
- Chapter 3　粘膜清掃に使用する器具 …… 44
- Chapter 4　舌清掃に使用する器具 …… 44

Chapter 5	使用する薬剤	45
Chapter 6	清掃法	45
Chapter 7	口腔乾燥への対応	46
Chapter 8	舌・粘膜の清掃	46
Chapter 9	うがい・洗浄	47
Chapter 10	誤嚥を防止するために	47
Chapter 11	口腔内保湿	48

42 小児の口腔ケアのポイント （水上 美樹）49

Chapter 1	はじめに	49
Chapter 2	小児の口腔ケアの必要性	49
Chapter 3	乳歯の萌出時期・永久歯の萌出と交換の時期	50
Chapter 4	小児の口腔ケアに用いる清掃用具の種類と用途	50
Chapter 5	補助的清掃用具の種類と用途・フッ化物配合歯みがき剤	51
Chapter 6	小児の口腔ケアを実施する際のポジショニング	52
Chapter 7	口唇の排除方法・口腔内の観察の重要性	53
Chapter 8	小児の基本的な歯みがき方法	53
Chapter 9	口腔ケアを拒否する原因・過敏がある場合の口腔ケアの方法	54
Chapter 10	口蓋のケアの必要性・特殊な口蓋のケアの方法	55
Chapter 11	乳歯の交換期の口腔ケア・誤嚥の危険性の高い小児の交換期の口腔内	55
Chapter 12	歯肉肥大の原因・歯肉肥大に対するケアの方法	56

§15 間接訓練：総論

43 間接訓練の概念 （稲本 陽子）60

Chapter 1	嚥下訓練とは	60
Chapter 2	間接訓練とは	61
Chapter 3	間接訓練の適応	61
Chapter 4	間接訓練の組み立て方	61
Chapter 5	口腔期の間接訓練	62
Chapter 6	咽頭期の間接訓練	62
Chapter 7	間接訓練の進め方	62
Chapter 8	間接訓練の留意点	64

44 筋力訓練・関節可動域訓練の基礎 （園田 茂）65

Chapter 1	はじめに	65
Chapter 2	筋の生理・解剖	65
Chapter 3	神経と筋，運動単位，神経支配比	66

Chapter 4	筋収縮の種類	67
Chapter 5	筋力の評価―徒手筋力検査法	67
Chapter 6	筋力低下の時間経過	68
Chapter 7	筋力増強訓練の原理	68
Chapter 8	筋力増強訓練―等尺性と等張性	69
Chapter 9	関節可動域	70
Chapter 10	関節可動域表示	70
Chapter 11	拘縮とは	70
Chapter 12	拘縮の治療	71

§16 間接訓練：各論

45 口腔器官の訓練　　（西尾　正輝）74

Chapter 1	はじめに	74
Chapter 2	口腔器官の訓練とは	74
Chapter 3	舌筋の訓練効果に関する主要なエビデンス	75
Chapter 4	舌の機能的訓練	76
Chapter 5	舌の挙上運動課題時における下顎の代償の抑制の仕方	77
Chapter 6	舌のレジスタンス運動（MTPSSEより）	78
Chapter 7	舌のチューブトレーニング	80
Chapter 8	IOPIを用いた舌の挙上訓練	80
Chapter 9	ジェイ・エム・エス社製舌圧測定器と竹井機器工業社製舌筋力計	81
Chapter 10	舌の自主訓練（自動運動）	82
Chapter 11	CIセラピーを用いた顔面の訓練効果に関する主要なエビデンス	83
Chapter 12	口唇・頬の機能的訓練	83
Chapter 13	顔面のCIセラピーの重要ポイント	84
Chapter 14	口唇のレジスタンス運動	85
Chapter 15	口唇・頬の自主訓練	86
Chapter 16	その他の顔面の訓練手技	87
Chapter 17	下顎の機能的訓練	87
Chapter 18	高齢者の発話と嚥下の運動機能向上プログラム（MTPSSE）	88
Chapter 19	MPTSSEの運用システム	89

1) 治療的アプローチとして活用する場合…89
2) フレイルを視座に含めたライフコースにおけるMTPSSEの活用範囲…89

| Chapter 20 | MTPSSEで用いられているチューブトレーニング・テクニックの例 | 90 |

46 鼻咽腔閉鎖・咽頭収縮・喉頭閉鎖訓練　　（倉智　雅子）94

| Chapter 1 | はじめに | 94 |
| Chapter 2 | 鼻咽腔閉鎖訓練 | 94 |

Chapter 3	鼻咽腔閉鎖訓練の具体例 ·· 95
Chapter 4	持続的陽圧呼吸療法(CPAP療法) ····································· 95
Chapter 5	息を吹く動作による訓練,プッシング／プリング訓練 ············· 95
Chapter 6	視覚的フィードバック機器の利用 ····································· 96
Chapter 7	咽頭収縮訓練 ·· 97
Chapter 8	前舌保持嚥下法,SALR ·· 97
Chapter 9	前舌保持の有無と嚥下時の咽頭壁隆起の比較(VF側面画像) ····· 98
Chapter 10	喉頭閉鎖訓練 ··· 99
Chapter 11	喉頭蓋レベルの閉鎖訓練 ··· 99
Chapter 12	声門上部レベルの閉鎖訓練 ·· 100
Chapter 13	声門レベルの閉鎖訓練 ·· 101

47 発声訓練　　　　　　　　　　　　　　　　　　　　（福岡　達之）102

Chapter 1	はじめに ··· 102
Chapter 2	発声発語のしくみ ·· 102
Chapter 3	発声発語と摂食嚥下の運動方向 ····································· 103
Chapter 4	発声発語機能と嚥下機能の相違点 ·································· 104
Chapter 5	日本語音の構音点 ·· 104
Chapter 6	声の印象から推測される異常と嚥下障害 ·························· 105
Chapter 7	構音(発語)の印象から口腔・咽頭機能を推測する ············· 106
Chapter 8	構音(発語)訓練の目的・適応・方法 ······························ 106
Chapter 9	裏声発声法の目的・適応・方法 ····································· 107
Chapter 10	Lee Silvermann音声治療(LSVT LOUD®) ····················· 107
Chapter 11	Lee Silvermann音声治療の目的・適応・方法 ···················· 108

48 準備期,口腔期に対する間接訓練　　　　　　　　　（熊倉　勇美）109

Chapter 1	はじめに ··· 109
Chapter 2	準備期,口腔期とは ·· 109
Chapter 3	準備期,口腔期に障害がある場合の病態 ·························· 109
Chapter 4	準備期,口腔期の障害の原因 ·· 110
Chapter 5	間接訓練とは ·· 110
Chapter 6	間接訓練の具体的な方法① 口唇と頬の訓練 ····················· 111
Chapter 7	間接訓練の具体的な方法② 舌の訓練 ······························ 111
Chapter 8	間接訓練の具体的な方法③ 開口・閉口訓練 ····················· 112
Chapter 9	間接訓練の具体的な方法④ 咀嚼・送り込みの訓練 ············· 113

49 咽頭期に対する間接訓練：Thermal tactile stimulation・Shaker訓練・治療機器　　　　　　　　　　　　　（椎名　英貴）115

| Chapter 1 | 咽頭期の障害と咽頭期の訓練 ·· 115 |

1：Thermal tactile stimulation ……… 116
- Chapter 2　概　要 ……… 116
- Chapter 3　作用機序，適応 ……… 116
- Chapter 4　具体的方法 ……… 117
- Chapter 5　用具（刺激子） ……… 117
- Chapter 6　注意，禁忌 ……… 118
- Chapter 7　効　果 ……… 119

2：Shaker訓練 ……… 119
- Chapter 8　概　要 ……… 119
- Chapter 9　作用機序（頭部挙上時の舌骨上筋の作用） ……… 120
- Chapter 10　具体的方法 ……… 120
- Chapter 11　適応，禁忌，効果 ……… 121
- Chapter 12　その他の舌骨上筋群を強化する方法 ……… 122
  1）徒手的頸部筋力増強訓練 … 122
  2）Chin tuck against resistance（CTAR）exercise … 122
  3）Jaw opening exercise … 122　　4）効果 … 122

3：治療器機，電気刺激法（electrical stimulation therapy） ……… 123
- Chapter 13　舌骨上筋に対する神経筋電気刺激（neuromuscular electrical stimulation；NMES） ……… 123
- Chapter 14　頸部干渉波刺激（IFC：interferential current）装置 ……… 124
- Chapter 15　非侵襲的脳刺激法（noninvasive brain stimulation；NIBS）〈参考情報〉 ……… 124

50　咽頭期に対する間接訓練：チューブ嚥下訓練・バルーン拡張法　（北條　京子）127

- Chapter 1　はじめに ……… 127

1：チューブ嚥下訓練 ……… 127
- Chapter 2　チューブ嚥下訓練とは ……… 127
- Chapter 3　チューブ嚥下訓練の具体的方法 ……… 127
- Chapter 4　チューブ嚥下訓練における留意点 ……… 128

2：バルーン拡張法 ……… 128
- Chapter 5　バルーン拡張法とは ……… 128
- Chapter 6　バルーン法の適応 ……… 129
- Chapter 7　バルーン法の適応判断の流れ ……… 129
- Chapter 8　チューブの挿入方法① ……… 130
- Chapter 9　チューブの挿入方法② ……… 130
- Chapter 10　球状バルーンによる間歇的拡張法 ……… 131
- Chapter 11　球状バルーンによる単純・嚥下同期引き抜き法 ……… 132
- Chapter 12　球状バルーンによるバルーン嚥下法 ……… 132
- Chapter 13　筒状バルーン（ダブルバルーン）による持続拡張法 ……… 133
- Chapter 14　バルーン法のプログラム ……… 134

51 呼吸および頸部・体幹に対する訓練　（俵　祐一, 神津　玲）135

Chapter 1	はじめに	135
Chapter 2	呼吸および頸部・体幹に対する訓練とは	135
Chapter 3	摂食嚥下障害における呼吸機能の特徴	136
Chapter 4	摂食嚥下障害における呼吸訓練	136
Chapter 5	呼吸訓練の基本	137
Chapter 6	口すぼめ呼吸	137
Chapter 7	口すぼめ呼吸の効果	137
Chapter 8	横隔膜呼吸と深呼吸	138
Chapter 9	横隔膜呼吸と深呼吸の効果	139
Chapter 10	咳嗽訓練	139
Chapter 11	摂食嚥下障害における頸部・体幹訓練	140
Chapter 12	喉頭運動の指標	140
Chapter 13	頸部・体幹の筋緊張調整（リラクセーション）	141
Chapter 14	喉頭の運動性改善	141
Chapter 15	頸部の可動性および筋機能改善	142
Chapter 16	体幹の安定性改善	143
Chapter 17	呼吸および頸部・体幹に対する訓練のまとめ	144

索　引 …… 145

本書は，日本摂食嚥下リハビリテーション学会eラーニングの内容に対応した書籍となっています．eラーニングの受講方法等につきましては，日本摂食嚥下リハビリテーション学会のホームページをご参照下さい．

eラーニング書籍版全体項目

分野（第1段階）	授業科目（第2段階）	no.	コース（第3段階）	管理者（敬称略）
摂食嚥下リハビリテーションの全体像（第1分野）	1. 総論	1	リハビリテーション医学総論	才藤栄一
		2	摂食嚥下のリハビリテーション総論	椿原彰夫
	2. 解剖・生理	3	構造（解剖）	依田光正
		4	機能（生理）	下堂薗 恵
		5	嚥下モデル：4期モデル・プロセスモデル・5期モデル	松尾浩一郎
	3. 原因と病態	6	口腔期・咽頭期の障害	飯田貴俊
		7	原因疾患：脳卒中	重松 孝、藤島一郎
		8	原因と病態：神経筋疾患	野﨑園子
		9	咽頭部腫瘍による嚥下障害	山田律子
		10	原因疾患：認知機能	辻村恭憲
		11	原因疾患：摂食嚥下機能	
		12	加齢と摂食嚥下機能	小口和代
		13	合併症：誤嚥性肺炎・窒息・低栄養・脱水	熊谷頼子
摂食嚥下リハビリテーションの前提（第2分野）	4. リスク回避	14	リスク回避のための基礎知識・環境整備	永見慎輔
		15	誤嚥への対応方法：体位ドレナージ・スクイージング・ハフィング	永島合斉
		16	窒息・嘔吐への対応方法	俵 祐一、神津 玲
		17	リスク回避に有用な機器と使い方	鈴木瑞恵
	5. 感染対策	18	感染防御総論	市村美子
		19	食中毒の防止	石塚智子
	6. 医療における対話	20	ムーチング	出江紳一
	7. 関連法規・制度	21	訓練実施に関連する医療関係法規	鎌倉やよい
		22	摂食嚥下リハビリテーションにかかわる診療報酬	小野木啓子
		23	摂食嚥下リハビリテーションにかかわる介護報酬	植田耕一郎
摂食嚥下障害の評価（第3分野）	8. 患者観察のポイント	24	主訴・病歴・局所症状	青柳陽一郎
		25	全身症状・局所症状	加賀谷 斉
	9. スクリーニングテスト	26	質問紙・包括的評価	深田順子、小山珠美
		27	摂食嚥下障害の評価（スクリーニングテスト）	山田浩平、戸原 玄
		28	その他のスクリーニングテスト	中川量晴
		29	医療機器による評価	中山渕利
	10. 嚥下内視鏡検査	30	概要・必要物品・管理	野原幹司
		31	検査の実際・合併症とその対策	藤井 航
		32	正常所見・異常所見・小児の検査の要点	太田喜久夫、木下憲治
	11. 嚥下造影	33	概要・必要物品・造影剤	武原 格
		34	検査の実際・合併症とその対策	植田耕司
		35	嚥下造影の正常像・異常像、小児に対する嚥下造影の要点	馬場 尊、北住映二
	12. 重症度分類	36	摂食嚥下障害臨床的重症度分類 摂食嚥下能力グレード、摂食嚥下状況のレベル	國枝顕二郎、加賀谷 斉
摂食嚥下リハビリテーションの介入（第4分野）	13. 口腔ケア：総論	37	口腔ケアの定義、期待される効果	尾崎研一郎
		38	義歯・口腔粘膜の観察	渡邊 裕
		39	歯の基礎知識	菊谷 武
	14. 口腔ケア：各論	40	口腔内の清掃法、歯の清掃法、必要器具・薬剤	柴田享子
		41	舌・粘膜の清掃法、洗浄、保湿、必要器具・薬剤	石田 瞭
		42	小児の口腔ケアのポイント	水上美樹

分野（第1段階）	授業科目（第2段階）	no.	コース（第3段階）	管理者（敬称略）
摂食嚥下リハビリテーションの介入	15. 間接訓練：総論	43	間接訓練の概念	稲本陽子
		44	筋力訓練・関節可動域訓練の基礎	園田 茂
	16. 間接訓練：各論	45	口腔器官の訓練	西尾正輝
		46	鼻咽腔閉鎖・咽頭腔収縮・喉頭閉鎖訓練	倉智雅子
		47	発声訓練	福岡達之
		48	準備期・口腔期に対する間接訓練	熊倉勇美
		49	咽頭期に対する間接訓練：Thermal tactile stimulation・Shaker訓練・治療機器	椎名英貴
		50	咽頭期に対する間接訓練・チューブ嚥下訓練・バルーン拡張法	北條京子
		51	呼吸および体幹に対する訓練・体幹に対する訓練	俵 祐一、神津 玲
	17. 直接訓練：総論	52	直接訓練の概念・開始基準・中止基準	小島千枝子、岡田澄子
		53	段階的摂食訓練の考え方	柴本 勇
		54	気管カニューレ	金沢英哲
	18. 直接訓練：各論	55	直接訓練時の環境設定	浅田美江
		56	直接訓練で用いる嚥下誘発手技	兼岡麻子
		57	体位・頸部姿勢の調整	栗飯原けい子、岡田澄子
		58	直接訓練で用いる嚥下手技	清水充子
		59	食事場面の直接訓練	小島千枝子
	19. 食事介助	60	食事場面の観察（中止を考えるとき、条件を守る工夫）	石崎直彦
		61	食具、自助具、食事介助の方法	竹市美加
		62	摂食嚥下障害者に対する食事介助	小山珠美
		63	認知症（認知機能障害）がある食事介助	福永眞哉
	20. 口腔内装置	64	食事時の口腔内装具（義歯、PAP、PLP）	渡邊 裕、鄭 漢忠
	21. 外科治療	65	嚥下機能改善手術・誤嚥防止手術	津田豪太
摂食嚥下障害患者の栄養（第5分野）	22. 臨床栄養の基礎	66	栄養療法の基礎	栢下 淳
		67	栄養スクリーニング・栄養アセスメント	小城明子
		68	リハビリテーション栄養	若林秀隆
		69	サルコペニア	若林秀隆
		70	高齢者の栄養管理	近藤国嗣
	23. 経管栄養法	71	経管栄養の適応・種類と特徴・合併症	瀬田 拓
		72	具体的方法・経鼻経管栄養法・胃瘻栄養法	藤島一郎、田中直美
	24. 食物形態の調整	73	食物物性・形態（食物形態の調整）	髙橋智子
		74	増粘食品の使用方法	三原達人
		75	嚥下調整食	中尾真理、栢下 淳
		76	調理器具	江頭文江
小児の摂食嚥下障害（第6分野）	25. 総論	77	小児の摂食嚥下リハビリテーションの特殊性、障害の分類と特徴	弘中祥司
	26. 原因疾患	78	摂食嚥下の発達と障害	弘中祥司
		79	構造の異常	舘村 卓
		80	機能の異常	田角 勝、弘中祥司
	27. 小児への対応	81	評価・介入	綾野理加
		82	小児に対する画像検査の適応と実際	大久保真衣
		83	栄養管理	近藤和泉

§13 口腔ケア：総論

第4分野
摂食嚥下リハビリテーションの介入
Ⅰ. 口腔ケア・間接訓練
13—口腔ケア：総論

37 口腔ケアの定義・期待される効果

Lecturer ▶ 尾﨑研一郎

足利赤十字病院
リハビリテーション科副部長

学習目標 Learning Goals

- 口腔ケアの意味について理解する
- 口腔ケアの近代，現代の歴史を学ぶ
- 口腔ケアの効果を理解する

▶ Chapter 1　　ケアとは → (eラーニング▶スライド2, 3)

　口腔ケアを理解する前に，まずケアを知ることが大切である．
　ケアは倫理，医療，看護，教育，社会福祉などの分野で使われる用語である．**表1**に，書籍から引用したケアの意味を示す．このように，ケアは幅広い文脈で使用されており，明確な定義はない[1]．
　「ケアの本質：生きることの意味」(1987年)で有名な哲学者のMayeroff Mは，「ケアすることは，相手の自己実現を援助すること」だと述べている．また，ケアに必要なおもな要素として，知識，リズムを変えること，忍耐，正直，信頼，謙遜，希望，勇気をあげている．Earle AMらによって執筆された終末期の教本「The Nurse as Caregiver for the Terminal Patient and His Family」(1976年)では，ケアとキュアについて「ケアのルーツは思いやりやニーズの尊重にあり，患者にとって主観的である．一方でキュアのルーツは科学と機器にあり，病気の診断や治療に関係し，患者にとって客観的である」と記載されている．日野原は，「医療原論―医の人間学―」(1996年)のなかでリハビリテーション医学の先覚者Rusk HAの言葉を引用し，「キュアの医学が救命や延命の医学であるのに対して，今の患者の齢にいのちを与え，生き甲斐を与え，自己実現によりいのちの実存が具現されるのがケアの本質なのである．このケアは，医師によってもナースによっても，また福祉士によっても，ヘルパーによっても与

表1　ケアとは

出　典	意　味
大辞林	医療的，心理的援助を含むサービス，心づかい，配慮，注意，手入れ，管理，世話，保護，介護，看護
英和活用大辞典	心配，悩みごと，不安，世話，介護，注意，気配り，配慮，関心
生命倫理事典	1. 気にかかること，心配，不安 2. 気にかけること，注意，配慮，世話，保護
ステッドマン医学大辞典	医療，患者管理の意味 例：comprehensive medical care (総合医療)，end-of-life care (終末期ケア)，health care (保健，健康管理)，managed care (管理医療)，medical care (医療，診療)，intensive care (集中治療)，primary medical care (一次医療)
医学大辞典	見守る，責任を負う，必要なものを供給する，世話をする，気を配るなどの意味．狭義では身体的な世話を指す．キュア (治療) に対応する概念
看護・医学事典	治療 (キュア) に対応する用語として使用される．狭義では看護師が健康に問題をもつ人に行う心身の援助を指すが，広義では患者の個別性を尊重した医療者のかかわり合いを示す概念

表2 口腔ケアとは

引用元	意味
日本口腔ケア学会	口腔の疾病予防,健康保持・増進,リハビリテーションによりQOLの向上をめざした口腔より全身を考える科学であり技術[3]
日本老年歯科医学会	口腔清拭や食事の準備など,歯科専門職以外が実施する口腔に関する日常のケアのこと[4]
Kutscher AH（歯科職の視点）	口の治療だけではなく,個人全体に焦点を当てること[5]
工藤,柴山（看護師の視点）	口腔の観察と評価に基づく患者教育,口腔衛生の維持,義歯のケア,口腔の保湿に関する看護支援の実施,およびこれらの支援内容の記録を通じた多職種への連携の促進を含む口腔に関する一連のケア[6]
Stein PS, Henry RG（看護師の視点）	入居者自身でケアができない場合に,看護師や看護助手が提供する包括的なケア[7]

えられなければならない」と説明している.

ケアは「目の前にいる人を人間として尊重すること」が原則である[2]. また,キュアはケアの対立概念ではなく,ケアに包括されているという考え方もある.

本Chapterでは,ケアを「患者を1人の人として尊重し,専門的技術と知識によって患者のニーズに応答すること」[2]とする.

▶ Chapter 1の確認事項 ▶ eラーニング スライド2, 3対応

1 ケアの概念,さまざまな定義を理解する.
2 ケアとキュアの関係性を理解する.

▶ Chapter 2 **口腔ケアとは** → (eラーニング▶スライド4, 5)

口腔ケアも明確な定義がない. これまでに報告されている口腔ケアの意味を表2に示す[3-7].

口腔ケアを「器質的口腔ケア」と「機能的口腔ケア」に分けている報告がある[8].「器質的口腔ケア」は,口腔清掃を主とした口腔衛生状態の改善を指し,「機能的口腔ケア」は口腔リハビリテーションによる口腔機能の維持・回復を意味する.

日本老年歯科医学会(2016年)は,口腔ケアを学術用語ではなく,一般用語とした. そして,学術用語として口腔衛生に関わる行為を「口腔衛生管理」,口腔機能の回復および維持・増進に関わる行為を「口腔機能管理」とし,両者を含む行為を「口腔健康管理」と定義した[9].

Kutscher AH(1972年)は,終末期の歯科職種によるoral careについて記述しており,ケアされている口は社会心理学的に重要であると解説している.

本稿では,口腔ケアを「患者を1人の人として尊重し,口腔の健康を支えること」とする.

▶ Chapter 2の確認事項 ▶ eラーニング スライド4, 5対応

1 口腔ケアの概念,さまざまな定義を理解する.

表3 看護師の視点 アメリカにおける口腔ケアの近代，現代の歴史

年	内　容
1893年	教本「Nursing：its principles and practice」発行．Care of the teeth and mouthのなかでマウスウォッシュやスポンジの使用方法，保湿や夜間のcareの必要性が記載された[10]
1922年	教本「Modern methods in nursing」発行．重度な患者のmouth careの困難さやネグレクト，口腔内細菌と全身疾患の関連について説明された[11]
1930年代	病態別に頭蓋内手術後[12]，消化器外科術後[13]，肺炎[14]，口腔癌の放射線治療[15]，急性心疾患[16]に対するmouth careやmouth hygieneが報告された
1960年	Henderson VAが著書「看護の基本となるもの」で，口腔内の状態は看護ケアの質を最もよく表すものの一つである，と報告した[17]
1980年代	癌化学療法中の口腔内症状軽減のためにoral careと歯科介入が推奨された[18]．教本「Manual of home health care nursing」発行．在宅患者に対するoral careが写真を用いて解説された[19]
2003年	アメリカ疾病予防管理センターが，医療関連肺炎予防のガイドラインを発表．Oral hygiene programが含まれた[20]
2019年	アメリカ心臓協会とアメリカ脳卒中協会は，ガイドラインのなかで肺炎予防のためのoral hygiene protocolsを推奨した[21]

Chapter 3　アメリカにおける口腔ケアの近代，現代の歴史

→（eラーニング ▶ スライド6）

　アメリカにおける口腔ケアの近代，現代の歴史について，看護師の視点から説明する．表3に，1893年から2019年の報告をまとめた[10-21]．なお，本稿では，口腔ケアとoral care，oral hygiene，mouth care，care of the mouth，care of the teeth，mouth hygiene，oral health care，oral managementを類義語として扱う．

　Turner CとLawler J（1999年）のhistorical analysisによると，1890年代から看護教本にmouth careが記述された．表3の補足としてYens DS（1934年）は，肺炎患者のmouth care効果として「快適さ」「味の向上」「再感染の予防」をあげており，鼻孔を清潔に保つことによる鼻呼吸が口腔乾燥を防ぐことも解説した．

　1960年にはHenderson VAが，著書「看護の基本となるもの」のなかで「意識を失っている人の口を清潔にすることは非常に難しく危険な仕事であり，熟練した看護師でないと有効かつ安全には実施できない」と説いた[17]．2000年以降は，ガイドラインにoral hygieneが明記されるようになった．また，2010年頃からcritical care（救命救急診療）におけるoral careの人工呼吸器関連肺炎の予防効果が報告された．そしてPrendergast Vら（2013年）がoral careは費用対効果が高いことを示した．

　次に，歯科の視点を述べる．Franken SWA（1931年）は，歯科による周術期口腔管理の肺炎抑制を報告しており，歯科部門と看護師長の連携の重要性を述べた．また，アメリカの歯科領域ではoral careの用語はあまり使用されず，oral hygieneやoral health careなどが用いられている．

Chapter 3の確認事項 ▶ eラーニング スライド6対応

1 アメリカにおける口腔ケアの近代，現代の流れについて理解する．

表4 看護師の視点　日本における口腔ケアの近代・現代の歴史

年	内　容
1896年	日本赤十字社が初めて全国統一の看護婦養成教本「看護学教程」を発行．歯痛への対応や歯磨きの方法が紹介された[22]
1907年	教本「派出看護婦心得」発行．口内洗浄法の項目で含嗽薬や軟膏などが紹介された[23]
1937年	「看護教程草案」発行．口腔内細菌によりチフスやジフテリアが発症することがあるため口腔の清掃に留意すべきと記載された[24]
1949年	教本「最新簡明看護学」発行．う蝕と全身疾患の関係性が記載され，「歯科疾患及び看護法」の項目が設けられた[25]
1955年	教本「最新看護学教程」発行．重症な患者とセルフケアできる患者に分けて口腔の清掃が説明された[26]
1970年代後半	「口腔ケア」の用語を使用した報告が始まった[27]
1982年	「口腔ケア」というタイトルの原著論文が発表され，患者の状態別に口腔ケア方法が提示された[28]

Chapter 4　日本における口腔ケアの近代，現代の歴史（看護師の視点）

→（eラーニング ▶ スライド7）

　日本における口腔ケアの近代，現代の歴史について，看護師の視点から解説する．表4に，1896年から1982年の報告をまとめた[22-28]．なお，本Chapterでは，口腔ケアと口腔衛生，口内洗浄，口腔清掃，口腔洗浄を類義語として考える．

　日本初の全国統一教本「看護学教程」（1896年）では，軍隊に関連する人への口腔清掃の重要性が記述された[22]．その後出版された「派出看護婦心得」（1907年）では，患者視点での口腔洗浄法が紹介され，含嗽ができない場合の看護も説明された[23]．また，「看護教程草案」（1937年）では乳児や小児の口腔清掃法が紹介され，咀嚼運動の重要性も記載された．そして，患者が重篤になった場合，口腔内は不潔となり，食欲減退，栄養状態の悪化が起こるため，口腔の清掃を怠るべきではないと解説された[24]．「最新看護学教程」（1955年）では，口腔を清潔に保つことは疾患の予防だけではなく，精神的・社会的健康からも重要な意味をもつと記載された[26]．つまり，この頃より口腔の清掃にケアの要素が含まれてきたことが分かる．

　医学中央雑誌では，「口腔ケア」の用語を使用した報告が1970年代後半から始まった．最初に小西ら（1977年）による「急性白血病における口腔ケア」の発表があり，急性白血病患者の易出血傾向に対する口腔ケア方法が紹介された[27]．次いで田村（1982年）が「口の中をきれいにするということは，感染症防止という面だけではなく，気分をさわやかにして，病人に人間らしさを回復させる」と説明した[28]．

Chapter 4の確認事項 ▶ eラーニング スライド7対応

1　日本における口腔ケアの近代，現代の流れについて理解する．

表5　歯科職種の視点　日本における口腔ケアの現代の歴史

年	内　　容
1999年	歯科が関わる口腔ケアが，施設入所高齢者の肺炎を減少させた[29]
2000年代後半以降	Critical care（救命救急診療）における人工呼吸器関連肺炎予防の口腔ケアが普及した[30]（アメリカの歯科衛生士 Kleiman C による日本での啓発活動）
2012年	癌患者等の術後合併症を減らすため周術期の口腔管理が保険導入された
2017年	精神科病院の入院患者に対する標準化された口腔ケアは肺炎予防に有効，歯科職種は看護師，介護士へ研修を行った[31]
2017年以降	周術期における歯科医師と歯科衛生士の口腔管理により，癌患者の術後肺炎を抑制する報告が増加，多施設共同研究での肺炎抑制が報告された[32]
2022～23年	歯科主導による口腔管理システムが急性期脳卒中患者の院内肺炎を減少させた[33]．また，看護師から歯科職種への直接的な依頼システムや早期歯科スクリーニングの必要性が報告された（図1）[34]

▶ Chapter 5　日本における口腔ケアの現代の歴史（歯科職種の視点）
→（eラーニング ▶ スライド8, 9）

　1990年代後半頃から，歯科職種が看護師との連携により有病者の口腔ケアに深く関わってきた．表5に，歯科職種の介入についておもに肺炎予防の観点から示す[29-34]．

　日本の歯科大学では1969年に口腔衛生学が導入された．そして医学中央雑誌では，1990年代後半から歯科職種が関わる口腔ケアの報告が始まった．口腔ケアによる肺炎抑制の報告はYoneyamaら（1999年）の慢性期の文献[29]から始まり，ICU，癌周術期，精神科病院，脳卒中急性期と幅広く発表されている．また，歯科職種が直接口腔ケアを実施する報告のみならず，歯科職種による看護師，介護職，患者家族への教育効果についても文献がある．

　図1に，急性期病院における歯科主導の口腔管理システム，歯科を含めたチーム医療が脳卒中関連肺炎を減少させた報告を示す[34]．院内の口腔ケアを充実させるには歯科医師，歯科衛生士が病棟と密に連携することが望ましい．重要なことは，看護師への教育，看護師からのタイムリーな口腔ケア依頼の仕組み，歯科衛生士の自由度，歯科チームによる早期介入である．図に示すとおり，看護師と歯科職種の連携の質を上げていくと段階的に肺炎は減少した．また，肺炎抑制の背景には早期リハビリテーションの実施があり，約9割の脳卒中患者に療法士が介入していた．

▶ Chapter 5の確認事項 ▶ eラーニング スライド8, 9対応

1. 口腔ケアの充実には，歯科医師・歯科衛生士と多職種の連携が重要であることを理解する．
2. 各職種の早期介入が肺炎の減少に有効であることを理解する．

▶ Chapter 6　口腔ケアの効果 →（eラーニング ▶ スライド10～13）

　口腔ケアの効果については多くの報告があるため，本Chapterではガイドライン（患者と医療者の意思決定を支援するために最適と考えられる推奨を提示する文書），システマティックレビュー（質の高い複数の臨床研究をまとめた総説論文），ポジションペーパー（エビデンスは十分ではないが，専門家により検討された現段階における診断，治療に関しての統一見解を示す文書）より紹介する．なお，ガ

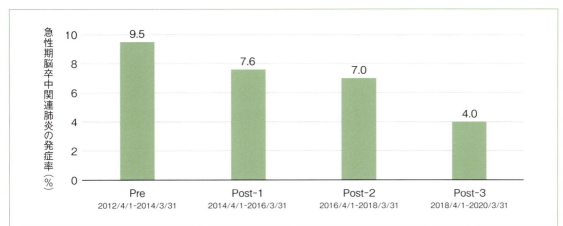

図1 歯科主導による口腔管理システムと歯科を含むチーム医療による急性期脳卒中関連肺炎の減少[34]

イドライン（**表6**），システマティックレビュー（**表7**），ポジションペーパーは，2017年4月から2023年7月の間にて発表された代表的な報告とした．

ポジションペーパーでは，骨粗鬆症や固形癌骨転移などに使用するビスホスホネート製剤やデノスマブ製剤投与による薬剤関連顎骨壊死の報告（2023年）がある[44]（**図2**）．顎骨壊死の予防のためには，薬剤投与前の歯科治療により感染病変を除去して口腔衛生を改善させることが大切である．

補足（**表8**）として，推奨度やエビデンスレベルはないが，「感染性心内膜炎のガイドライン」（2017年）では，感染性心内膜炎の予防として術前からの歯科受診，術後の口腔内管理・患者教育が重要であると記載している[45]．また，「がん疼痛の薬物療法ガイドライン」（2020年）では，オピオイドが用量依存的に外分泌腺を抑制するため，口内乾燥に配慮する必要があると記載している[46]．さらに，「慢性腎不全の診療ガイドライン」（2023年）では，慢性腎不全患者は口腔乾燥や歯周疾患になりやすいため，口腔ケアを勧めると記載している[47]．

最後に，厚生労働省は災害時における「災害時のお口（くち）のお手入れについて」（2018年）を作成している．資料では災害時における歯ブラシがない，水が少ないといった避難所での生活を想定した口腔清掃方法を提示しており，口腔清掃により高齢者の誤嚥性肺炎やインフルエンザの発症リスクを下げる必要性を述べている[48]．

表6　口腔ケアの効果（ガイドライン）

疾　患	発表年	内　容	推奨度，エビデンス＊
脳卒中急性期[35]	2021年	誤嚥性肺炎のリスク低下に有効．特に多職種連携やICUでの口腔ケアを推奨する	推奨度A（行うように勧められる，行うべきである）
癌[36]	2019〜20年	口腔粘膜障害の予防のため，癌治療前に歯科による評価および治療を行っておくことが望ましい	エビデンスレベルIII（専門家の意見）
糖尿病[37]	2019年	2型糖尿病では歯周治療により血糖値を改善させる可能性があるため，治療が推奨される	推奨度A（強い推奨）
頭頸部癌[38]	2018年	特に骨髄抑制が予想される治療における感染制御に有用である．癌治療前からの口腔ケアが推奨される	推奨度B（診療で利用・実践することを勧める）
成人肺炎[39]	2017年	VAPおよび非VAPの肺炎抑制に有効，医療費の削減が期待される	エビデンスの確実性B（実施することを弱く推奨する）

＊　各ガイドラインにより推奨度，エビデンスの指標は異なる．

表7　口腔ケアの効果（システマティックレビュー）

対　象	発表年	内　容
食道癌[40]	2023年	術前の歯科職種による口腔ケアは術後肺炎を減少させる．食道切除術を行う患者は，反回神経麻痺などにより術後に誤嚥性肺炎を発症することがある
心房細動[41]	2023年	定期的な歯科受診と1日2〜3回の歯磨きは，心房細動を減らすことに有益な可能性がある．口腔病原体や炎症性メディエーターが，心房細動の発生と再発リスクになると考えられている
医療費[42]	2023年	口腔ケアによる肺炎抑制と抗生剤減少により，医療費削減の効果がある．口腔ケアは，院内肺炎の治療より低コストで実施できる．効果的な口腔ケアのためには看護師への訓練が必要である
認知症[43]	2019年	認知症高齢者の介護者への口腔健康教育は，認知症高齢者の口腔健康を改善させる．教育者は歯科医師，歯科衛生士，看護師が含まれており，実践的なトレーニングを介護者に行っている

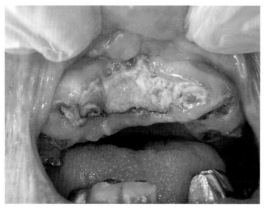

図2　薬剤関連顎骨壊死
ビスホスホネート製剤投与開始後に上顎前歯部に発生した顎骨壊死．

表8　補足

・薬剤関連顎骨壊死[44]
・感染性心内膜炎[45]
・癌疼痛の薬物療法[46]
・慢性腎不全[47]
・災害[48]

Chapter 6の確認事項 ▶ eラーニング スライド10〜13対応

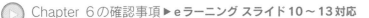

1 ガイドライン，システマティックレビュー，ポジションペーパーにおける口腔ケアの効果について理解する．

文　献

1) 宮脇美保子：看護におけるケアの再考．Keio SFC journal，18(2)：120-134，2018．
2) 石川洋子：医療におけるケアの双方向性とサポートというあり方について：メイヤロフのケアの概念から．応用倫理，5：64-74，2011．
3) 一般社団法人日本口腔ケア学会．https://www.oralcare-jp.org/about01/，参照日2023.8.30．
4) 日本老年歯科医学会編：老年歯科医学用語辞典．第3版，医歯薬出版，東京，95-96，2023．
5) Kutscher AH：THE PSYCHOSOCIAL ASPECTS OF THE ORAL CARE OF THE DYING PATIENT, Psychosocial aspects of terminal care, Columbia Univ. New York, 132, 1972.
6) 工藤理恵，柴山大賀：医療施設での看護実践におけるoral careの概念分析：Rodgersの方法による検討．口腔衛生会誌，72(1)：42-51，2022．
7) Stein PS, Henry RG：Poor oral hygiene in long-term care. Am J Nurs, 109(6)：44-50, 2009.
8) 田村文誉，水上美樹，綾野理加，他：要介護高齢者に対する器質的・機能的口腔ケアの介入効果—摂食状態，口腔衛生状態，RSST・フードテストについて—．昭歯誌，21：92-96，2001．
9) 日本老年歯科医学会編：老年歯科医学用語辞典．第2版，医歯薬出版，東京，91，2016．
10) Robb IH：Nursing：its principles and practice; For hospital and private use. W.B.Saunders, Philadelphia, 113-114, 1893.
11) Sanders G：Modern methods in nursing. WB Saunders, Philadelphia, 32-35, 1922.
12) Regan MY：The nursing of intracranial cases. Am J Nurs, 30(6)：695-701, 1930.
13) Talbot F：Nursing care in gastric surgery. Am J Nurs, 32(3)：281-284, 1932.
14) Yens DS：Nursing care of the pneumonia patient. Am J Nurs, 34(2)：106-109, 1934.
15) Johnson V：Nursing care of patients with carcinoma. Am J Nurs, 34(8)：768-771, 1934.
16) Jayne M：Nursing care of the acutely ill cardiac patient. Am J Nurs, 38(12)：1325-1330, 1938.
17) ヴァージニア・ヘンダーソン著，湯槇ます，小玉香津子訳：看護の基本となるもの．日本看護協会出版会，東京，14，2006．
18) Albright A：Oral care for the cancer chemotherapy patient. Nursing Times, 80(21)：40-42, 1984.
19) Walsh J, Persons CB, Wieck L：Manual of home health care nursing. Lippincott, Philadelphia, 256-265, 1987.
20) Hughes JM, Cardo DM, Cohen ML：Guidelines for Preventing Health-Care-Associated Pneumonia, 2003 Recommendations of the CDC and the Healthcare Infection Control Practices Advisory Committee. Respiratory Care, 49(8)：926-939, 2004.
21) Powers WJ, Rabinstein AA, Ackerson T, et al.：Guidelines for the early management of patients with acute ischemic stroke：2019 update to the 2018 guidelines for the early management of acute ischemic stroke：a guideline for healthcare professionals from the American Heart Association/American Stroke Association. Stroke, 50(12)：e344-e418, 2019.
22) 日本赤十字社編集：看護学教程．日本赤十字社，東京，458-460，562-564，1896．
23) 大関和子：派出看護婦心得．同労舎，東京，86-87，1907．
24) 日本赤十字社：看護教程草案　救護看護婦用．第1巻，國光出版，東京，92-93，1937．
25) 川畑愛義，日野原重明編集：最新簡明看護学．学術書院，東京，329-358，1949．
26) 美濃口玄，後藤光浴監修：最新看護学教程（中巻）．金原出版，東京，301-304，1955．

27) 小西恵子, 吉田弘子, 小島優子, 他：急性白血病における口腔ケアー. 医療, 31(3)：588, 1977.
28) 田村文子：口腔ケア. ナーシング, 2(3)：400-404, 1982.
29) Yoneyama T, Yoshida M, Matsui T, Sasaki H：Oral care and pneumonia. Oral Care Working Group. Lancet, 354(9177)：515, 1999.
30) Kleiman C：Oral care is critical care. 日口腔ケア会誌, 4(1)：50, 2010.
31) Hamuro A, Kawaguchi H, Yamazoe K, et al.：Oral Care and Prevention of Pneumonia in Hospitalized Patients With Psychiatric Disorders in Japan. Jpn Clin Med, 10：8：1179670717720407, 2017.
32) Sekiya H, Kurasawa Y, Maruoka Y, et al.：Cost-effectiveness analysis of perioperative oral management after cancer surgery and an examination of the reduction in medical costs thereafter：a multicenter study. Int J Environ Res Public Health, 18(14)：7453, 2021.
33) Ozaki K, Teranaka S, Tohara H, et al.：Oral management by a full-time resident dentist in the hospital ward reduces the incidence of pneumonia in patients with acute stroke. Int J Dentistry：6193818, 2022.
34) Ozaki K, Tohara H, Baba M, et al.：A Dentist-Led Oral Care System Can Prevent Stroke-Associated Pneumonia：The Effects of Early Intervention by Dental Team. J Multidiscip Healthc, 16：2937-2945, 2023.
35) 日本脳卒中学会ガイドライン委員会：脳卒中治療ガイドライン2021. 協和企画, 東京, 32-33, 2022.
36) MASCC/ISOO Mucositis Study Group：MASCC/ISOO mucositis guidelines-Summary-(2019-2020 version) JAPANESE. https://mascc.org/wp-content/uploads/2022/10/2020_mucositis_guidelines_japanese_v2.pdf, 参照日：2023.8.30
37) 日本糖尿病学会診療ガイドライン2019策定に関する委員会：糖尿病診療ガイドライン2019. 南江堂, 東京, 219-228, 2019.
38) 日本頭頸部癌学会診療ガイドライン委員会：頭頸部癌診療ガイドライン 2018年版. 金原出版, 東京, 19, 2018.
39) 日本呼吸器学会成人肺炎診療ガイドライン2017作成委員会：成人肺炎診療ガイドライン2017. メディカルレビュー社, 東京, 164-168, 2017.
40) Jogiat U, Kirkland M, Verhoeff K, et al.：Oral care reduces incidence of pneumonia after esophagectomy：systematic review and meta-analysis. Langenbecks Arch Surg, 408(1)：209, 2023.
41) Zhang Z, Chen F, Gao X, et al.：Effects of Oral Inflammatory Diseases and Oral Hygiene on Atrial Fibrillation：A Systematic Review. Int J Clin Pract, 1750981, 2023.
42) Rodrigues DS, de Souza P, Orsi JSR, et al.：Oral care to reduce costs and increase clinical effectiveness in preventing nosocomial pneumonia：a systematic review. J Evid Based Dent Pract, 23(2)：101834, 2023.
43) Manchery N, Subbiah GK, Nagappan N, et al.：Are oral health education for carers effective in the oral hygiene management of elderly with dementia? A systematic review. Dent Res J (Isfahan), 17(1)：1-9, 2020.
44) 日本口腔外科学会, 日本骨粗鬆学会, 日本骨代謝学会, 日本歯科放射線学会, 日本臨床口腔病理学会, 日本病院薬剤師会顎骨壊死検討委員会：薬剤関連顎骨壊死の病態と管理：顎骨壊死検討委員会ポジションペーパー2023. https://www.jsoms.or.jp/medical/pdf/work/guideline_202307.pdf, 参照日：2023.8.29
45) 日本循環器学会：感染性心内膜炎の予防と治療に関するガイドライン(2017年改訂版). https://www.j-circ.or.jp/cms/wp-content/uploads/2020/02/JCS2017_nakatani_h.pdf, 参照日：2023.4.1
46) 日本緩和医療学会ガイドライン統括委員会：がん疼痛の薬物療法に関するガイドライン(2020年版). 金原出版, 東京, 69, 2020.
47) 日本腎臓学会CKD診療ガイドライン改訂委員会：エビデンスに基づくCKD診療ガイドライン2023. 東京医学社, 東京, 65, 2023.
48) 厚生労働省：災害時のお口(くち)のお手入れについて. https://www.mhlw.go.jp/stf/seisakunitsuite/bunya/0000212516_00001.html, 参照日：2023.8.1

第4分野 摂食嚥下リハビリテーションの介入
I. 口腔ケア・間接訓練
13—口腔ケア：総論

38 歯・義歯・口腔粘膜の観察

Lecturer ▶ 渡邊　裕
北海道大学大学院歯学研究院
高齢者歯科学教室教授

学習目標 Learning Goals

- 安全かつ適切な観察方法が実施できる
- 口腔内の正常な構造，観察項目を理解する
- 口腔内の補綴物の構造，取り扱いを理解する
- 口腔内の異常を発見できる

▶ Chapter 1　はじめに → (eラーニング ▶ スライド1, 2)

　口腔内は粘膜などの軟組織と歯などの硬組織が混在し，複雑な構造をしており，機能もまた複雑である．また，狭くて光が入りにくいため暗い空間であり，細部の状態を確認しにくい．このため，口腔の疾患や機能異常を診査するときや口腔ケアを行う際は，明視野で行うことが重要である．ここでは，口腔内の観察の手法および観察ポイントについて解説する（表1）．

▶ Chapter 2　顔面・口腔の観察方法 → (eラーニング ▶ スライド3)

1）観察するときの準備と留意点

　観察の手順について述べる（表2）．感染予防のためのグローブと十分な光源を確保する．必ずバイタルサイン，麻痺・拘縮，誤嚥のリスク，摂食状況の確認，適正な姿勢が保持できるか，また保持できる時間，姿勢によるバイタルサインの変化，残存歯・義歯使用の有無，実際に使用している口腔清掃器具の確認など，全身と局所の状態を把握したうえで開始する．誤嚥防止のため頸部後屈を避け，患者の安

表1　観察の要点

①顔面・口腔の観察方法	・観察するときの準備と留意点 ・開口方法，粘膜圧排の留意点
②顔面・口腔の正常像	
③口腔内の補綴装置	1）口腔内の組織と補綴物の違いを理解する 2）補綴に伴う組織変化と補綴物の異常を理解する 3）可撤式の補綴物の維持管理を理解する
④顔面・口腔の異常像	1）清掃状態をアセスメントできる 　・経口摂取している場合の食物残渣 　・経口摂取していない場合の乾燥剥離上皮膜，汚染物質 　・継続的な清掃不良による歯周病とう蝕 2）機能障害を疑う所見を発見できる 　・全身状態の異常が口腔粘膜に呈する症状を理解する 　・機能低下による異常を理解する 3）顔面・口腔の異常への対応を理解する

表2 観察するときの準備と留意点

準備
・感染予防のためグローブを装着する
・明視野を確保するため光源を確保する(ペンライトなどの光源を準備して行う)

留意点
・バイタルサインなど全身所見を評価する
・誤嚥防止ため頸部後屈を避け,患者の安楽に配慮し,素早く行う
・病原菌を持ち込まないよう,顔面,鼻腔の清拭を行う
・疼痛,出血,歯の動揺・脱離の可能性のある部位は注意する
・誤咬を避けるため歯列上に指を置かない
・咽頭付近は絞扼反射,迷走神経反射に留意する

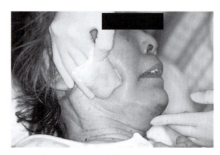

図1 顔面,鼻腔の清拭

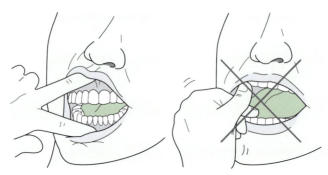

図2 開口の方法
歯列上には指を置かない.

楽に配慮し,素早く行う.病原菌を持ち込まないように顔面・鼻腔の清拭を行ってから口腔に触れる(図1).脱落の危険のある歯や補綴物を誤嚥させないように注意する.また痛みのある軟組織は愛護的に圧排する.

2) 開口方法,粘膜圧排の留意点

　開口は指で行っても開口保持は器具で行うほうが誤咬を避けられるが,開口器具を装着する際は動揺歯の脱落や粘膜の損傷などに十分注意する.また,咽頭や舌根部は絞扼反射や迷走神経反射を誘発する可能性があるため注意する.開口は口唇を湿潤させて行う.自発的な開口が不可能な場合は指で開口させ(図2),開口器具で開口保持を行う.

　口唇・頰粘膜や舌などは指または舌圧子などを用いて愛護的に圧排する.

▶ Chapter 2の確認事項 ▶ eラーニング スライド3対応

1. 観察前の準備,確認事項を理解する.
2. 観察の手順と留意点を理解する.
3. 開口の方法,粘膜圧排の注意点を理解する.

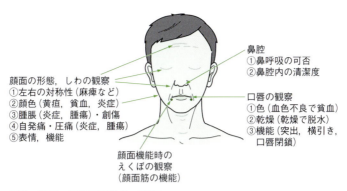

図3 顔面・口腔の正常像：顔面

▶Chapter 3　顔面・口腔の正常像：顔面 → （eラーニング▶スライド4）

　口腔に触れる前に顔面を観察する．顔面の形態，対称性，顔色，疼痛，筋機能の観察，また鼻呼吸の確認，鼻腔内の清潔度の観察，口唇の色，乾燥や清掃状態，機能を観察し，全身状態の異常を疑わせる所見を抽出する（図3）．

▶Chapter 3の確認事項 ▶eラーニング スライド4対応

1. 顔面の観察ポイントを理解する．

▶Chapter 4　顔面・口腔の正常像：口腔内 （図4） → （eラーニング▶スライド5）

　口腔内は前方を口唇，後方を咽頭後壁，上方を口蓋，下方を口底，側方は頬粘膜によって囲まれた空間であり，消化管の入り口でありながら気道の入り口でもある器官である．
　歯は成人では上下顎合わせて最大32本（智歯を含む），小児の乳歯は20本であり，交換期（はえかわりの時期）の児童では乳歯と永久歯が混在する．歯の周囲の粘膜は角化歯肉と呼ばれ可動性がないた

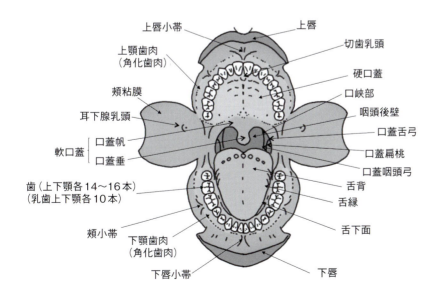

図4　正常な口腔内の解剖

め，頰や舌下，咽頭の可動粘膜とは区別される．歯を喪失した場合は角化歯肉上に義歯を装着することによって歯を補う．

舌は筋肉の塊であり，舌背（上面）は角化した舌乳頭によってざらざらしているが，舌下（下面）は薄く軟らかい粘膜である．

▶ Chapter 4の確認事項 ▶eラーニング スライド5対応

1. 口腔内の構造を理解する．
2. 歯，舌の特徴を理解する．

▶ Chapter 5　頰粘膜から歯肉頰側 →（eラーニング ▶スライド6）

閉口した状態で口唇，頰粘膜を圧排して得られる視野で，頰粘膜，頰側の歯肉が確認できる．図5の上段に，上顎の唇・頰側面観を示す．上段左右は上顎臼歯部で，歯肉（歯の周囲）に連続している頰粘膜を圧排したとき，筋のようにみえるのが頰小帯であり，上段中央の写真で，上唇正中の粘膜に連続する筋状の部分が上唇小帯である．小帯の部分は義歯などにより潰瘍を形成しやすい部位であり，また機能低下や麻痺が生じた場合に食物残渣の残留が起こりやすい部位である．

図5の中段左右の写真は開口時の頰粘膜で，矢印に示す部分が耳下腺（唾液腺）の開口部（耳下腺乳頭）である．耳下腺からの唾液の分泌は加齢や脱水，薬の副作用などにより低下することが多く，口腔内観察時には耳前頰部にある耳下腺相当部を圧迫し，耳下腺唾液の流出（量と質）を確認する．

図5の下段は下顎の頰側面観であり，上顎同様，歯肉，頰粘膜，頰小帯，下唇小帯（下唇に連続する筋状の部分）が観察できる．

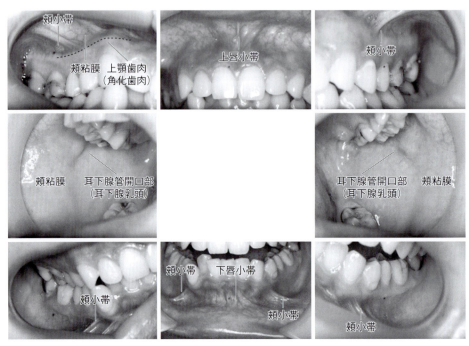

図5　頰粘膜から歯肉頰側

Chapter 5の確認事項 ▶ eラーニング スライド6対応

1 頰粘膜,頰(唇)側歯肉の特徴を理解する.

▶Chapter 6 口蓋,咽頭,舌 → (eラーニング▶スライド7)

　開口した状態で口蓋,咽頭,舌(舌背,舌下),歯(咬合面,口蓋側,舌側面)を観察する.

　図6の左側上段は上顎の歯の口蓋側と口蓋であり,口腔乾燥の著明な場合や経口摂取困難である状態では剝離上皮膜,唾液,細菌が糊状になって張りついた皮膜様の汚れの付着が多い部分であり,必ず光を当て下からのぞき込むように観察する.

　図6左側中段は咽頭で,硬口蓋の後方の可動部が軟口蓋(口蓋帆,その中央が口蓋垂),連続して左右下方に伸びる部分が口蓋舌弓である.その後方には口蓋扁桃があり,さらに後方に口蓋咽頭弓を視認でき,その奥が咽頭後壁である.小児では口蓋扁桃が著明に肥大している場合は,鼻呼吸ができず口呼吸となり問題となることがある.

　図6左側下段は舌背で,口腔乾燥や舌機能低下などで舌苔が付着することが多く,舌苔の付着状態やその性状の観察が重要である.正常な舌背は湿潤しており,舌乳頭によりややざらざらした手触りであるが,貧血や免疫低下など全身状態によって平滑になったり,まだらな乳頭の伸長や着色,乾燥した汚れの付着が起こるなど,全身の影響を受けやすい.

　図6右側上段は開口したまま舌を翻転させ舌下を観察した状態で,下段はその際に観察できる口底である.口底の中央に舌下に連続する筋状の部分が舌小帯,顎下腺管が走行し舌下腺の開口部がある部分を舌下ひだ,顎下腺管の開口部を舌下小丘という.これに面した下顎前歯の舌側には歯石が付着しやすい.

Chapter 6の確認事項 ▶ eラーニング スライド7対応

1 口蓋,咽頭,舌,口底の構造,特徴を理解する.

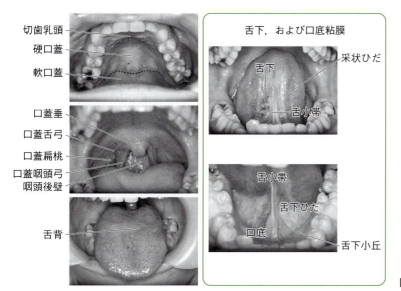

図6　口蓋,咽頭,舌,舌下,口底

Chapter 7　口腔内の補綴装置 (図7) → (eラーニング▶スライド8)

1) 口腔内の組織と補綴物の違い

　補綴物は人工物であり，材質は金属，レジン（樹脂），セラミックなどである．補綴物の底面は歯肉に接しており，食物残渣や汚れが停滞しやすく歯肉の炎症が起こりやすい．取り外しのできる義歯（総義歯，部分床義歯）は，外して清掃する必要があり，外した状態で歯肉の炎症がないか観察する．

2) 補綴物に伴う組織変化と補綴物の異常

　ブリッジやインプラントブリッジのダミーの歯（歯根と連続していない見かけ上の歯）の下で粘膜との間には人工的にできた空間が存在する．ダミー底面の汚れは簡単な清掃では除去しにくいため，一見清掃状態がよいように思える場合でも汚れや炎症がないかどうか確認する必要がある．

　補綴物がぐらぐらする場合は歯自体の動揺だけでなく，歯から補綴物が脱離しかかっている場合もあり，清掃中に脱離して誤飲，誤嚥させないよう十分確認して清掃を行う．部分床義歯では，残存歯に鉤（クラスプ）とよばれるバネをかけて維持している．鉤は細い金属であり，着脱時の不手際などで容易に変形を起こす．変形した場合は義歯が不適合となり，さらに変形した鉤が粘膜に刺さることもあるため，脱着時には変形がないかを確認する必要がある．

▶ Chapter 7の確認事項 ▶eラーニング スライド8対応

1. 補綴物の特徴を理解する．
2. 補綴物の異常，補綴物に起因する問題にどのようなものがあるかを理解する．

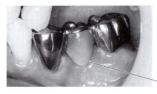
ブリッジ（取り外しできない）
ダミーの歯

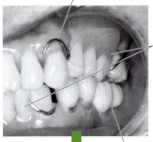
鉤（クラスプ）
部分床義歯（取り外しできる）

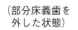
（部分床義歯を外した状態）

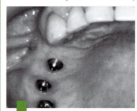
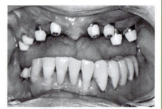
《インプラント（取り外しできない）》
インプラントの土台の状態

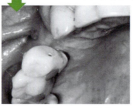
インプラントの仮歯　インプラントのブリッジ（上顎）
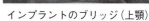
チタン製の人工歯根を顎骨に埋入し，上部を金属やレジン，セラミックスで製作している

インプラント（取り外しできない）

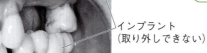

図7　口腔内の補綴装置

▶ Chapter 8　義歯の確認部位 → (eラーニング ▶ スライド9)

1）可撤式の補綴物の維持管理を理解する

　可撤式の補綴装置（総義歯，部分床義歯）では，装置が問題なく機能しているかを確認する．また使用状況（使用時間，着脱，清掃の自立など）を確認する．

　口腔内では鉤のかかっていた歯が脱落していたり，鉤が変形していないか，義歯が粘膜に食い込んでいたり，歯肉の炎症など不適合の所見がないかを確認する．

　口腔外でも鉤の変形，破損がないか，人工歯が脱落していないか，床（ピンクのレジンの部分）にヒビが入っていたり，鋭利な部分があったり破折がないかを確認する．また**図8**に着脱時の留意点をあげるが，口腔内でどこの部位に鉤がかかっているかをまず確認してから，左右の鉤（片側に鉤がなければ床）に両手の指をかけて，歯の萌出方向に外し，口から取り出す．鉤や鋭利な歯で指を傷つけないようにグローブを必ず着用して行う．

▶ Chapter 8の確認事項 ▶ eラーニング スライド9対応

1　可撤式補綴物の口腔内外での確認ポイントを理解する．

▶ Chapter 9　義歯の清掃状態 → (eラーニング ▶ スライド10)

　次に義歯清掃状態をアセスメントする．義歯に付着する汚れには「硬い汚れ」と「軟らかい汚れ」がある（**図9**）．「硬い汚れ」とは歯石（唾液中のカルシウム，リンとプラークが固まったもの）であり，「軟らかい汚れ」とはカビ・細菌等のバイオフィルム，食物残渣，それらが長期間停滞して熟成したプラークである．歯石に関しては義歯ブラシの清掃では除去できないため，歯科医院で除去する必要がある．

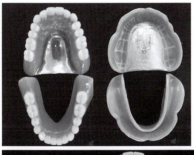

上段：総義歯（左：咬合面，右：粘膜面）
下段：部分床義歯

着脱時の留意点
① 鉤（クラスプ）で指を傷つけないように注意
② まずは口腔内で観察してから
③ 鉤のついている歯を確認し
④ 両手で両側の鉤を外す
　（鉤が一つの場合は，鉤と，鉤と反対側
　の床に指をかける）
⑤ 残存歯の萌出している方向に外す

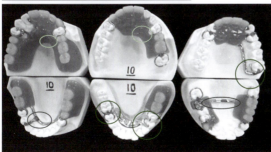

○ 欠損部位から離れていて見つけにくい鉤

○ 歯肉に食い込みやすい金属の部分

○ ヒビが入りやすく，割れやすい部分

図8　義歯の確認部位

バイオフィルム，プラーク，食物残渣は義歯ブラシを用いて擦り取る物理的清掃を行う．義歯に付着した汚れのために，残存歯が齲蝕になったり，歯肉が炎症を起こして腫脹し，義歯不適合となり歯肉に傷をつくったり（義歯性潰瘍），義歯床下の粘膜が炎症を起こしたりする場合が多い．義歯に付着した細菌が誤嚥性肺炎の起炎菌であることも報告されている．高齢者や障害者などでは，患者自身で義歯の管理を行えないことが多いため，義歯の取り扱いや清掃状態で，患者をとりまく環境が推察できることもある．

▶ Chapter 9の確認事項 ▶ eラーニング スライド10対応

1 義歯の清掃状態の確認ポイントを理解する．

▶ Chapter 10　義歯の清掃と保管（図10） →（eラーニング ▶ スライド11）

　義歯に付着している汚れは，残存歯のう蝕，歯肉粘膜の炎症，義歯性潰瘍の原因となるほか，誤嚥性肺炎の原因ともなりうる．義歯洗浄剤や消毒液による化学的洗浄だけでは義歯に付着した成熟したバイオフィルムの深層の菌までは消毒効果が及ばないため，必ず義歯用ブラシ等による物理的清掃を先に行う必要がある．義歯は口腔内の形状に合わせて製作しているため，非常に複雑な形態をしており，汚れの付きやすい部位は意識して重点的にブラシをかける．このとき，歯磨き粉など歯磨剤を使用すると，義歯に細かい傷が生じ，細菌が繁殖しやすくなるため，絶対に使用してはならない．また夜間は外した状態で就寝するが（装着した状態で就寝することがよい場合もあり歯科医師の指示に従うこと），外しているときは必ず水中に保管する．義歯の材質は水分を含みやすいレジンであり，乾燥させると変形し，ヒビ，破折の原因となる．ただし清掃しない状態で水中に保管してしまうと，水中で細菌が繁殖し，保管容器にバイオフィルムが付着する．このままでは次に保管した際に義歯に細菌が付着する悪循環と

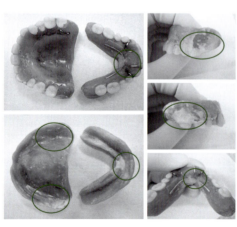

≪硬い汚れ：歯石≫

汚染が付着しやすい部分
①唾液腺管開口部付近
②義歯の内側の凹面
③歯と接する鉤（クラスプ）の部分

≪軟らかい汚れ：カビと食物残渣・プラーク≫

図9　義歯の清掃状態

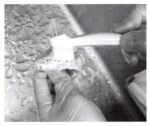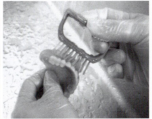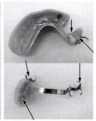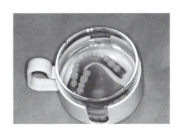

義歯清掃時の留意点
　①義歯用ブラシ（または歯ブラシ）を使用
　②シンクに落として割らないように留意
　　（シンクに水を張る）
　③義歯が傷つくため歯磨剤は使用しない
　④汚れが付着しやすい部分（矢印）を重点的に行う

義歯保管時の留意点
　①ブラシによる清掃をしてから水中に保管
　②保管容器も毎回清掃する
　③義歯洗浄剤は保管時に使用
　④他人の義歯と一緒に保管しない

図10　義歯の清掃と保管

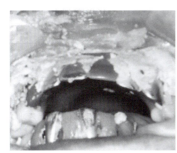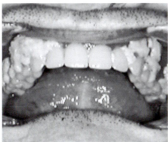

①食物残渣がおもな原因
②麻痺のある側の頬側や口底に溜まる
③乾燥すると除去しにくくなる

堆積した食物残渣

図11　経口摂取している場合の汚れ

なってしまうため，保管前の義歯と保管容器のブラシによる清掃は必須である．

Chapter 10の確認事項 ▶ eラーニング スライド11対応

1 義歯の清掃のポイントを理解する．

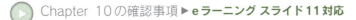

▶ Chapter 11　顔面・口腔の異常像：清掃状態の観察 → (eラーニング ▶ スライド12)

1）経口摂取している場合の食物残渣（図11）

　経口摂取が可能な場合で，清掃不良であると食物残渣とそれに伴って増殖したプラークがおもな汚れの原因となる．乾燥が強い場合は汚れが乾燥し，硬く除去しづらい状態となる．顔面に麻痺がある場合は特に麻痺側の頬側や口底に堆積する．

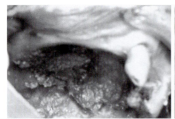 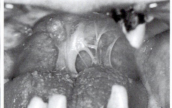 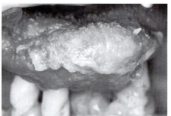

口蓋の汚れ　　　　　　　口蓋から舌に連続した汚れ　　　　　舌の汚れ

図12　経口摂取していない場合の汚れ
口腔咽頭機能の低下，唾液流出の低下，口腔乾燥により剥離上皮膜・唾液・痰・細菌が硬く乾燥した汚れとなり付着する．

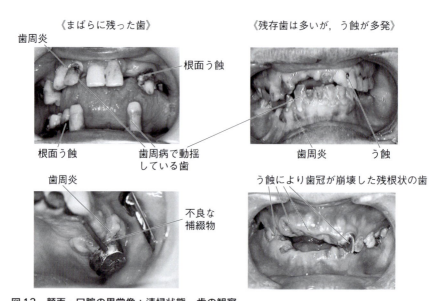

図13　顔面・口腔の異常像：清掃状態，歯の観察

2) 経口摂取していない場合の乾燥剥離上皮膜，汚染物質（図12）

　経口摂取していない場合は，唾液の流出も低下し，口腔乾燥もより強くなり，口腔内の剥離上皮膜と唾液，痰，細菌が固まった硬い汚れが付着する．付着部位は口唇，歯，口蓋，舌，咽頭であり，咽頭が機能していないと咽頭に多量に堆積していることもある．

　上顎前歯の裏や口蓋の前方は光で照らして観察しないとわかりづらいが，このような硬い汚れは舌の機能や唾液の分泌能など口腔機能の低下を示唆する所見であるため，注意が必要である．

Chapter 11の確認事項 ▶ eラーニング スライド12対応

1. 経口摂取している患者の口腔衛生状態の確認ポイントを理解する．
2. 経口摂取していない患者の口腔衛生状態の確認ポイントを理解する．

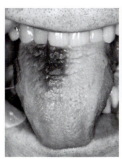
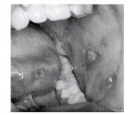

平滑舌
（貧血や栄養異常を疑う）

《粘膜のびらん，潰瘍》
（痛みを伴う）

口内炎

舌苔と黒毛舌（機能異常を疑う）
（また抗菌薬の長期投与による口腔内細菌の菌交代を疑う）

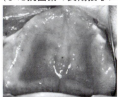
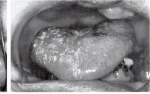
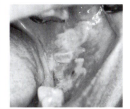

義歯床下のカンジダ症
（真菌症；免疫低下を疑う）

舌のカンジダ症
（真菌症；免疫低下を疑う）

天疱瘡

図14　口腔粘膜疾患の観察：舌と粘膜

▶ Chapter 12　顔面・口腔の異常像：清掃状態，歯の観察 → （eラーニング ▶ スライド13）

1）継続的な清掃不良による歯周疾患とう蝕（図13）

　継続的に口腔清掃状態が不良で，かつ唾液の分泌が減少した状態（加齢変化，脱水，薬剤，他）では，歯周疾患やう蝕が多発する．歯周疾患が進行し歯肉が腫れているところは，歯ブラシで疼痛や出血が生じるため，さらに清掃不良となり，歯の根がみえてくると根面う蝕（歯頸部う蝕）が多発する．根面う蝕が進行すると，補綴物が不適になり，さらに清掃困難になり歯頸部で歯は折れて残根状態となる（歯の破折時の脱落，誤飲，誤嚥に注意を要する）．また根面が露出してしまった歯は骨の支持がなくなっているため動揺するが，これにより疼痛が生じ，歯ブラシ中にも動揺し汚れが取りにくく，また清掃時に脱落し，誤飲，誤嚥の危険もある．動揺歯は上下に動揺するようになると脱落の危険が高いので，抜歯や削合，固定等の処置が必要となる．補綴物の不適や，う蝕などで形態不良になった歯はさらに清掃が困難となるため，歯周疾患をさらに進行させる悪循環を生む．

▶ Chapter 12の確認事項 ▶ eラーニング スライド13対応

 継続的清掃不良が招く歯周疾患，う蝕の病態を理解する．

▶ Chapter 13　口腔粘膜疾患の観察：舌と粘膜（図14）→ （eラーニング ▶ スライド14）

1）機能障害を疑う所見

① 全身状態の異常が口腔粘膜に症状を呈する所見

　口腔粘膜は消化管と連続しており，また代謝の盛んな組織であることから，全身状態の異常があった

《先天異常》　　　　　　　　《舌，歯肉の潰瘍》

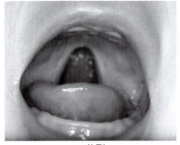
口蓋裂　　　尖った補綴物によってできた潰瘍　　　骨壊死（写真は放射線性骨壊死）

《腫瘍性病変》

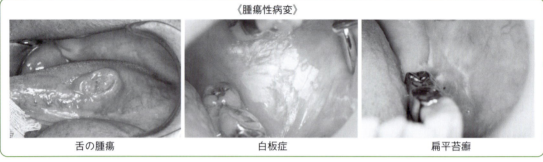
舌の腫瘍　　　　　　　白板症　　　　　　　扁平苔癬

図15　口腔粘膜疾患の観察：先天異常と創，腫瘍性病変

場合，口腔粘膜に症状がみられることがある．貧血や栄養不良による平滑舌や舌炎（舌のピリピリした痛み），免疫低下によるカンジダ症，ヘルペスウイルス感染症などは頻繁にみられる．義歯不適合や清掃不良による義歯性潰瘍，義歯性カンジダ症は，全身状態だけでなく，義歯の状態とも関係する所見である．

② 機能低下による異常

舌機能低下による舌苔の増加，唾液分泌の低下による口腔乾燥なども多く観察される．黒毛舌は舌機能低下だけでなく抗菌薬の長期投与による口腔内常在菌の菌交代現象，唾液の分泌低下は脱水，ストレス，薬の副作用など全身的要因とも関連する．

③ 顔面・口腔の異常への対応

頰粘膜，舌，口底などにみられる粘膜疾患としては口内炎，アフタ（粘膜の小潰瘍：接触痛，酸味痛），粘膜全体に起こる自己免疫疾患の天疱瘡（粘膜が剝離し，疼痛が著明）などがある．

▶ Chapter 13の確認事項　▶eラーニング スライド14対応

1 口腔粘膜の異常所見を理解する．
2 異常所見がみられたときの病態を理解する．

▶ Chapter 14　口腔粘膜疾患の観察：先天異常と創，腫瘍性病変
→（eラーニング▶スライド15）

また先天的な異常では，口蓋が裂開している口蓋裂（唇，顎骨まで裂開しているときは口唇口蓋裂）

(図15上段左)，舌小帯強直症，溝状舌などさまざまな先天異常がある．障害児など呼吸障害もある場合では，顎骨の先天異常がなくても機能的に狭窄歯列や高口蓋になることもあるが，詳しい説明は他項に譲る．

　口腔粘膜は非常に薄く，皮膚と違い角化層がない（角化歯肉は角化しているが薄い）ため，さまざまな原因で容易に傷ができる．尖った歯や補綴物，義歯床下への食物残渣の迷入などで起こった潰瘍による疼痛のため，食事量が減少したり，細菌感染の入り口となることもあり，粘膜の異常とそれを生じさせる可能性のある異常は早期に発見し，対応する必要がある．さらに薄い口腔粘膜の下はすぐに顎骨があり，う蝕や歯周疾患，粘膜の傷から細菌が感染し顎骨まで炎症が波及することも多い．全身疾患や薬剤の影響などで免疫能，血流や代謝の低下がある場合は，特に治癒不全が起こりやすく，骨髄炎や骨壊死に至ることもある（図15上段中・右）．

　また，不整な粘膜の盛り上がりや潰瘍がある場合は腫瘍性病変（図15下段）の疑いがある．腫瘍の場合，無症状に経過することもあり，義歯が合わないなどの理由ではじめて発見されることもある．舌癌，歯肉癌といった口腔癌だけでなく，前癌病変である白板症（こすっても取れない粘膜の白斑），扁平苔癬（レース状や網目状の粘膜の白斑）が腫瘍化することもあり，注意が必要である．

　いずれの粘膜疾患も，経過観察で治癒しないものであり，早期に専門医を受診し，精査すべきである．

▶ Chapter 14の確認事項 ▶ eラーニング スライド15対応

1 摂食嚥下障害を生じる口腔病変を理解する．

第4分野 摂食嚥下リハビリテーションの介入
Ⅰ. 口腔ケア・間接訓練
13―口腔ケア：総論

39 唾液の基礎知識

Lecturer ▶ 菊谷　武

日本歯科大学教授，日本歯科大学口腔リハビリテーション多摩クリニック院長

学習目標 Learning Goals
- 唾液と嚥下機能について知る
- 口腔乾燥症について知る

▶ Chapter 1　唾液の作用 →（eラーニング▶スライド2）

唾液には，表1のようなさまざまな作用がある．

まず，唾液中に含まれるアミラーゼがデンプンをマルトースに分解する（消化作用）．また，唾液は口腔粘膜を湿らせることで，咀嚼，嚥下，発語などに関する運動を円滑にしたり（潤滑作用），食物を湿らせることで，食物を粉砕しやすくし食塊形成を容易にもする（食塊形成作用）．さらに，食物のなかの味物質を溶解することで，味覚を促進したり（溶解作用），食物を口腔内から洗い流したりもする（自浄作用）．

これらに加えて防衛的な作用もあり，唾液中に存在する抗菌物質によって微生物に抵抗する（抗菌作用），口腔内を中性に保つ（緩衝作用），唾液タンパクによって歯の表面を守る．カルシウムやリン酸イオンの濃度を高め，歯の溶解を防ぐ（歯の保護作用）などの働きもある．

表1　唾液の作用
1. 消化作用
2. 潤滑作用
3. 食塊形成作用
4. 溶解作用
5. 自浄作用
6. 抗菌作用
7. 緩衝作用
8. 歯の保護作用

▶ Chapter 1の確認事項 ▶eラーニング スライド2対応

1. 唾液の作用を理解する．

▶ Chapter 2　唾液分泌のメカニズム（表2）→（eラーニング▶スライド3）

ヒトは，1日に約1〜1.5Lの唾液を分泌し，咀嚼時や会話時には分泌量が増加する．

唾液には刺激時唾液と安静時唾液があり，安静時唾液は，刺激がなくても少しずつ口腔内に分泌されて口腔粘膜を潤している．また，刺激時唾液は，咀嚼や会話，味覚などの刺激によって増加するものである．

唾液は三大唾液腺（耳下腺，顎下腺，舌下腺）と小唾液腺（口唇腺，頰腺，舌腺，口蓋腺，臼後腺）から分泌される．耳下腺からはアミラーゼを含んだ漿液性の唾液が，舌下腺からは粘性の多い唾液が分泌される．

表2 唾液分泌の概略

・分泌量は1日に約1〜1.5L
・咀嚼時や会話時に唾液分泌量は増加する
・唾液は安静時唾液と刺激時唾液に分けられる
・唾液腺；
　三大唾液腺（耳下腺，顎下腺，舌下腺）
　小唾液腺（口唇腺，頬腺，舌腺，口蓋腺，臼後腺）
・耳下腺からはアミラーゼを含んだ漿液性の唾液が，舌下腺からは粘性の多い唾液が分泌される

Chapter 2の確認事項 ▶ eラーニング スライド3対応

1. 唾液の分泌量を知る．
2. 唾液の種類と分泌のタイミングを理解する．
3. 唾液腺の種類と特徴的な唾液腺からの分泌様式を理解する．

▶ Chapter 3　唾液減少症 → (eラーニング▶スライド4)

唾液減少症とは，唾液の減少した状態，唾液分泌の阻害などにより唾液分泌量が減少した状態をいう．原因として，以下のようなことがあげられる（表3）．

表3 唾液減少症の原因
1. 加齢によるもの
2. 疾患によるもの
3. 薬剤の副作用によるもの
4. その他

① 加齢によるもの

加齢によって唾液分泌量が変化するかは，最近では諸説ある．加齢による唾液腺の組織学的変化は認められ，それによる影響も疑われている．しかし，最近では，安静時唾液においては加齢による減少はみられても，刺激時唾液の加齢による影響は少ないという見解が多く出されている．

② 疾患によるもの

シェーグレン症候群などの唾液腺の疾患によるもの，糖尿病や甲状腺機能亢進症などのホルモン・代謝系の異常によるもの，脱水や腎疾患などによる体液・電解質異常によるもの，ストレスなどによる神経性要因などがある．

③ 薬剤の副作用によるもの

薬剤による影響は多く知られている（p.28参照）．

④ その他

医原性のものとしては，「放射線治療後」「飲水制限」などがある．

Chapter 3の確認事項 ▶ eラーニング スライド4対応

1. 唾液減少症の定義と原因を理解する．
2. 加齢と唾液分泌量に関係があるかどうかを知る．
3. 唾液減少症の原因となる疾患を理解する．
4. 薬剤と唾液分泌量の関係を理解する．

▶ Chapter 4　**口腔乾燥症とは** →（eラーニング ▶ スライド5）

　口腔乾燥症とは，口腔粘膜の乾燥や保湿度の低下した状態をいう（**図1**）．唾液分泌が正常でも，口呼吸などによっても口腔乾燥が起こる．

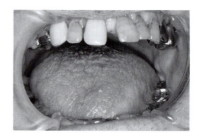

図1　口腔乾燥症の口腔

▶ Chapter 4の確認事項 ▶ eラーニング スライド5対応

1　口腔乾燥症の定義を理解する．

▶ Chapter 5　**口腔乾燥の原因** →（eラーニング ▶ スライド6）

　口腔乾燥の原因には，以下のようなものがあげられる（**表4**）．

1）疾患によるもの

① シェーグレン症候群等の膠原病
・涙腺，唾液腺を標的とした臓器特異的自己免疫疾患で，目の渇き（ドライアイ）や口腔乾燥（ドライマウス）が主症状．
・30～60歳の女性に好発する．
・唾液腺・涙腺を中心とした外分泌腺に限局する一次性（原発性）と，関節リウマチ（RA）や全身性エリテマトーデス（SLE）など他の膠原病変に合併する二次性（続発性）に大別される．

② 糖尿病
・糖尿病では糖が尿中に排泄されるため，糖を含んだ尿は浸透圧が高くなり，多量の尿が排泄される（多尿症）．
・脱水症状とともに口腔乾燥症状が発現する．

表4　口腔乾燥の原因

・疾患によるもの	シェーグレン症候群等の膠原病 糖尿病，多尿症，尿崩症 甲状腺機能亢進・低下症 唾液腺疾患，発熱・熱傷 うつ病など
・機能低下に関連したもの	義歯不適による機能低下 麻痺による機能障害，口呼吸など
・疾患の治療に関連したもの	放射線治療 薬物性口腔乾燥症 唾液腺の外科処置
・その他	生活習慣・生活環境

③ 尿崩症
- 下垂体後葉から分泌される抗利尿ホルモン不足，または腎臓がこのホルモンに反応しないために尿量が異常に多くなる病気．
- 多尿により脱水状態になり，口渇を訴える．

④ 甲状腺機能亢進・低下症
- 甲状腺機能亢進症では，代謝が活発化し，心機能亢進，交感神経興奮が高まって動悸，多汗，易疲労感などとともに口渇が生じる．
- 甲状腺機能低下症では，新陳代謝が低下し，全身の浮腫が生じて，口渇が生じる．

⑤ 唾液腺疾患
- 肉芽腫性病変として，耳下腺にサルコイドーシス，梅毒，結核などがまれにみられる．
- 全身性アミロイドーシスでは，導管や腺房周囲の間質にアミロイドが広範囲に沈着し，実質の圧迫萎縮をきたす．
- ウイルス性疾患として，ムンプスウイルスによる流行性耳下腺炎（おたふく風邪），サイトメガロウイルスによる巨大細胞封入体症などがある．

⑥ 発熱
- 発熱時には脱水傾向となることから，口渇になりやすい．

⑦ うつ病など
- 抗うつ剤の副作用だけでなく，うつ病自体の身体症状として口腔乾燥が発現することも多い．

2）機能低下に関連したもの

① 義歯不適による機能低下
- 義歯不適により咀嚼機能，嚥下機能が不全となることにより，刺激唾液の分泌が減少することがある．

② 麻痺による機能低下
- 口腔内に麻痺があると麻痺側の器官を動かさなくなり，それにより機能低下となり，刺激時唾液の分泌が減少する．

③ 口呼吸など
- 習慣的に開口状態であると，口呼吸となりやすく，そのため口腔内が乾燥する．

3）疾患の治療に関連したもの

① 放射線治療
- 線量により，唾液腺細胞の変性，消失がみられる．
- 一般的に，放射線照射30～60Gyで唾液腺は30～50%減少する．
- 漿液性の唾液腺（耳下腺）が影響を受けやすい．

② 薬物性口腔乾燥症
- 降圧剤や睡眠剤など多くの高齢者が服用している薬の副作用として口腔乾燥がある．
- 長期間の服用により影響がでてくる．

③ 唾液腺の外科処置
- 口腔癌などにより，唾液腺が切除されたことによる唾液分泌量の減少．

4) その他
① 生活習慣・生活環境
・喫煙，アルコール摂取，間食なども口腔乾燥の要因となりうる．

> **Chapter 5の確認事項** ▶ eラーニング スライド6対応
>
> 1 口腔乾燥症の原因を理解する．

▶ Chapter 6　薬剤と唾液分泌 → (eラーニング ▶ スライド7, 8)

唾液分泌は，多くの薬剤によって影響を受ける（表5）．神経系（中枢神経または末梢神経とその受容体）に作用して唾液腺機能を抑制する薬剤には，次のようなものがある．

1) 抗コリン薬
鎮痙薬（アトロピン，スコポラミン），抗パーキンソン病薬（ビペリデン，トリヘキシフェニジル），消化性潰瘍治療薬（スコポラミン，プロパンテリン，チメピジウム，エチルピペタナート）

2) 精神神経用薬
統合失調症治療薬（クロルプロマジン，フェルナジン，ハロペリドール，スルピリド），うつ病治療薬（イミプラミン，アミトリプチリン，マプロチリン，トラゾドン），抗不安薬（トリアゾラム，クロルジアゼポキシド，ジアゼパム，クロキサゾラム，オキサゾラム，プラゼパムなど）

3) 鎮静，催眠薬
フェノバルビタール

4) 抗ヒスタミン薬
（H_1拮抗薬として「ジフェンヒドラミン，ジメンヒドリナート，ジフェニルピラリン，クロルフェニラミン」，H_2拮抗薬として「ファモチジン，ニザチジン」）

また，電解質や水の移動に関与して唾液分泌を低下させる薬剤を以下に掲げる．

1) 降圧薬
・利尿薬（フロセミド，スピロノラクトン，トリアムテレン，アセタゾラミド，D-マンニトール）
・カルシウム拮抗薬（ニフェジピン，ニカルジピン，ベラパミル，ジルチアゼム）

表5　薬剤と唾液分泌

1. 中枢神経または末梢神経とその受容体に作用して唾液分泌を低下	1) 抗コリン薬	・鎮痙薬 ・抗パーキンソン病薬 ・消化性潰瘍治療薬
	2) 精神神経用薬	・統合失調症治療薬 ・うつ病治療薬 ・抗不安薬
	3) 鎮静，催眠薬	
	4) 抗ヒスタミン薬	
2. 電解質や水の移動に関与して唾液分泌を低下	1) 降圧薬	・利尿薬 ・カルシウム拮抗薬
	2) 気管支拡張薬	

表6　唾液検査の実際

1. 自覚症状
2. 臨床診断基準（表7）
3. 口腔乾燥状態の評価
    1) 唾液湿潤度検査紙
    2) 口腔水分計
    3) 安静時唾液分泌量測定法
        吐唾法，ワッテ法
    4) 刺激時唾液分泌量測定法
        ガムテスト，パラフィン法
        サクソン法

表7　口腔乾燥の臨床診断基準（柿木，厚生労働省長寿科学研究事業，1999）

0	正常（0度）	口腔乾燥や唾液の粘性亢進はない
1	軽度（1度）	唾液が粘性亢進，やや唾液が少ない．唾液が糸をひく
2	中程度（2度）	唾液がきわめて少ない．細かい泡がみられる
3	重度（3度）	唾液が舌粘膜上にみられない

2) 気管支拡張薬（エフェドリン，サルブタモール，ツロブテロール）

▶ Chapter 6の確認事項 ▶ eラーニング スライド7, 8対応

1 唾液分泌に影響を与える薬剤を理解する．

▶ Chapter 7　**唾液検査の実際と臨床診断基準** → (eラーニング ▶ スライド9, 10)

唾液検査においては，表6のような項目を評価する．
　高齢者や障害者においては，自ら口腔乾燥感を訴えられない場合も多く，唾液分泌検査においては，簡便で臨床的所見と関連のある臨床診断基準が必要になる（表7）．

▶ Chapter 7の確認事項 ▶ eラーニング スライド9, 10対応

1 唾液検査の流れを理解する．
2 口腔乾燥の臨床診断基準を理解する．

▶ Chapter 8　**口腔水分計（ムーカス）による評価** → (eラーニング ▶ スライド11)

舌尖から約10mmの舌背中央部における口腔粘膜湿潤度を計測する．測定値27.0未満を口腔乾燥とする（図2）．

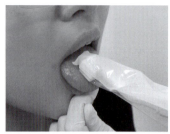
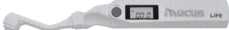

図2　口腔水分計

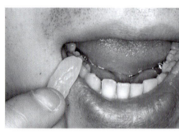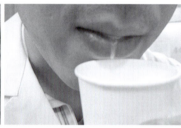

図3　パラフィン法

> **Chapter 9**　**安静時唾液・刺激時唾液の分泌量測定** → (eラーニング ▶ スライド12)

　安静時の唾液分泌量測定方法には，座位で安静にした状態で分泌されてくる唾液を吐きだす方法（吐唾法）と，歯科用のロールワッテなどを口腔前庭部に置き唾液で湿潤させ測定する方法（ワッテ法）がある．

　刺激時の唾液分泌量測定には，小さなガムやパラフィン片を一定時間咀嚼し，分泌される唾液量を測定する（ガムテスト，パラフィン法），ガーゼを口腔内で咀嚼してもらいガーゼが吸収した唾液量を測定する方法（サクソン法）がある．図3に，パラフィン法を示す．

▶ **Chapter 9の確認事項** ▶ eラーニング スライド12対応

1 安静時唾液，刺激時唾液の分泌量測定方法を理解する．

> **Chapter 10**　**唾液分泌量が低下すると？** → (eラーニング ▶ スライド13)

　唾液分泌不全が摂食嚥下機能に与える影響について，表8にまとめる．

▶ **Chapter 10の確認事項** ▶ eラーニング スライド13対応

1 唾液分泌量不全が摂食嚥下機能にどのような影響を与えるかを理解する．

表8 唾液分泌量が低下すると？

1. 口腔粘膜や咽頭粘膜に食物残渣が停滞する
2. 口腔粘膜が義歯などによって傷つきやすくなる
3. 食塊を湿潤させることができない
4. 粘膜同士がくっつきやすくなるために舌の運動が制限される
5. 味覚が障害される
6. う蝕が多発する

表9 口腔乾燥症への対応

原因療法	1. 薬剤の副作用を除去・軽減 2. 唾液分泌改善薬 3. 水分補給 4. 人工唾液 5. 口腔のリハビリテーション 6. 生活習慣・体質の改善
対症療法	1. 口腔の保湿 2. 口腔ケア 3. 粘膜痛や違和感への対応 4. 口腔機能障害への対応

Chapter 11　嚥下障害が起こると？ → (eラーニング ▶ スライド14)

嚥下障害が起こると，唾液を嚥下することができないため，唾液誤嚥が起こる．一方で，水分誤嚥を避けるために水分摂取が制限されることによって脱水になり，唾液分泌が抑制される．

Chapter 11の確認事項 ▶ eラーニング スライド14対応

1. 嚥下障害と唾液の関係を理解する．

Chapter 12　口腔乾燥症への対応方法 → (eラーニング ▶ スライド15)

口腔乾燥症の治療法を表9にまとめる．

Chapter 12の確認事項 ▶ eラーニング スライド15対応

1. 口腔乾燥症の対応方法を理解する．

文　献

1) 安細敏弘，柿木保明 編：今日からはじまる！口腔乾燥症の臨床　この主訴にこのアプローチ，医歯薬出版，東京，2008.
2) 日本老年歯科医学会 編：老年歯科医学用語集，医歯薬出版，東京，2008.

§14 口腔ケア：各論

第4分野 摂食嚥下リハビリテーションの介入
I. 口腔ケア・間接訓練
14—口腔ケア：各論

40 口腔ケアの準備, 歯の清掃法, 必要器具・薬剤

Lecturer ▶ 柴田享子

重心施設にじいろのいえ
金森歯科医院

学習目標 Learning Goals

- 口腔ケアの準備について理解する
- 歯の清掃方法がわかる
- 歯の清掃を行う場合の必要器具・薬剤がわかる

▶ Chapter 1　口腔ケアを行う前に必要な情報 → （eラーニング ▶ スライド2）

　口腔ケアを行う場合には，まず事前に対象者に関する情報収集であるアセスメントが必要である．必要な情報とは，全身状態（原疾患，障害，意識状態，呼吸状態，栄養管理，服薬内容，姿勢，摂食嚥下障害の重症度など），口腔の状態〈開口量，歯の本数，咬合状態，義歯の使用状況，疼痛，う蝕，歯肉の腫脹・発赤，口臭，口腔乾燥，舌苔，感覚異常の有無（味覚，触覚など），咬反射・咽頭反射・咳嗽反射の有無，舌の可動域など〉である．

▶ Chapter 1の確認事項 ▶ eラーニング スライド2

1. 口腔ケアの実施に際して収集すべき情報は何かを理解する．

▶ Chapter 2　口腔ケアのリスク管理 → （eラーニング ▶ スライド3）

　口腔ケアの実施に際しては，さまざまなリスクがあり（表1），呼吸，循環系など全身に影響を及ぼすことがあるので，十分な注意が必要である[3,4]．さらに，摂食嚥下障害を有していれば自分の唾液を嚥下することすらできないケースも多い．不注意な口腔ケアによる清掃器具の誤飲や窒息，汚染物の誤嚥による誤嚥性肺炎のリスクをかえって高めてしまう場合がある．また，口腔ケアが十分になされていない場合には，歯周疾患に罹患している可能性は高く，口腔ケア時に歯肉出血をきたしやすくなる．全身的に肝機能低下，抗凝固薬の服薬などによる出血傾向，口腔粘膜の乾燥があれば，それらの出血はさらに容易に起こり，かつ止血もより困難となるため，事前の情報収集とその対応に注意が必要である．

表1　口腔ケアのリスク管理
口腔ケアを行う場合には，次のようなリスクが伴うので注意が必要である．

迷走神経の刺激	→	除脈や血圧低下
筋緊張	→	血圧上昇や心拍増加
舌根沈下	→	気道閉塞
姿勢	→	起立性低血圧，呼吸変化
口腔乾燥／出血傾向	→	口腔粘膜からの出血
摂食嚥下障害	→	唾液・洗口剤・清掃道具などの誤飲や誤嚥
咬反射	→	道具や歯の破折，歯の脱臼
無理な開口	→	顎関節脱臼

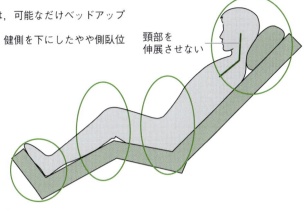

- 患者に負担がない
- 体幹が安定している
- 頸部伸展位にならない
- 可能であれば座位
- 座位が困難な場合は，可能なだけベッドアップしたやや側臥位
- 麻痺がある場合は，健側を下にしたやや側臥位

図1　口腔ケア時の姿勢

▶ Chapter 2の確認事項 ▶ eラーニング スライド3

1　口腔ケアに伴うリスクを理解する．

▶ Chapter 3　**口腔ケア時の姿勢** → (eラーニング ▶ スライド4)

　誤嚥等のリスク回避するために，特に口腔ケア時の姿勢には細心の注意を払うことが求められる．基本的に筋緊張のない患者が安楽で安定する姿勢で，その要件は図1のとおりである．特に頭部の位置は重要で，ケア中の唾液や汚水等の咽頭流入および誤嚥を防ぐために頸部伸展位にならないように軽く頸部を前屈し，さらに吸引しながら行えるとよい．麻痺がある場合は，健側を下にすることで奥舌から中咽頭にかけての知覚で汚染物流入を感知し運動が惹起されやすいため，誤嚥防止が期待できる．事前のアセスメントから患者の病態に合った適切な姿勢調整を行う．

▶ Chapter 3の確認事項 ▶ eラーニング スライド4対応

1　口腔ケア時の誤嚥防止姿勢を理解する．

▶ Chapter 4　**口腔ケアの準備** → (eラーニング ▶ スライド5)

　口腔ケアを行う前に，次のようなものを準備するとよい．清掃器具（歯ブラシ，歯間ブラシ，舌ブラシ，スポンジブラシなど），吸引器〈気管吸引の場合の吸引圧は最大で20 kPa（150 mmHg）で実施〉，SpO_2モニター，開口器，グローブ，ガーゼまたはティッシュ，ピンセットやデンタルミラー，コップとガーグルベースン，タオル，含嗽剤や歯磨剤，口腔保湿剤などである（図2）．

口腔ケアを行う前に次のようなものを準備するとよい．

①清掃器具（歯ブラシ，歯間ブラシ，舌ブラシ，スポンジブラシなど）
②含嗽剤や歯磨剤，口腔保湿剤
③コップとガーグルベースン
④ピンセットやデンタルミラー
⑤開口器〈既製品のほかに，割り箸にガーゼを巻いたものなど〉
⑥グローブ
⑦ライト（ペンライトなど）
⑧ガーゼまたはティッシュ
⑨タオル
⑩吸引器〈気管吸引の場合の吸引圧は最大で20kPa（150mmHg）で実施〉
⑪SpO₂モニター

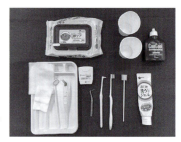

図2　口腔ケアの準備

▶ Chapter 4の確認事項 ▶ eラーニング スライド5

1. 口腔ケアを行うために必要な物品を理解する．

▶ Chapter 5　歯ブラシの選択 → （eラーニング▶スライド6）

　歯ブラシは，対象者の年齢，口腔内の状態に応じた選択が必要である．毛の硬さは，歯周疾患がある場合や高齢者には軟らかめを選択する．ヘッドの大きさは大臼歯1.5～2本ぐらいの長さで幅が狭いものがよい（図3左）．動物の毛は，乾燥しにくく細菌が繁殖しやすいため避ける．握力が弱い場合などには，柄を太くするなどして，歯ブラシを持ちやすくする必要がある（図3右）．

▶ Chapter 5の確認事項 ▶ eラーニング スライド6

1. 歯ブラシの選択基準を理解する．

▶ Chapter 6　歯ブラシの取り扱い → （eラーニング▶スライド7）

　歯ブラシの取り扱いについては，毛先が開いてしまったり（毛先がヘッドからはみ出してみえる状態，図4），磨耗したものは清掃効果が減少するために交換が必要である．衛生面からみても，歯ブラシの交換は1日3回のブラッシングで約1か月が目安である．保管方法は，使用後は流水下で根元までしっかり洗い，よく水を切り，乾燥させる．植毛部を上にして，風通しのよい所で保管するようにするとよい（図5）．

▶ Chapter 6の確認事項 ▶ eラーニング スライド7

1. 歯ブラシの交換時期を理解する．
2. 歯ブラシの保管方法を理解する．

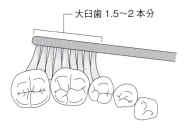 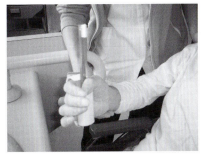

図3 歯ブラシの選択
・歯ブラシは，対象者の年齢，口腔内の状態に応じた選択が必要である．
・毛の硬さ：歯周疾患がある場合や高齢者には軟らかめを選択する．
・ヘッドの大きさ：大臼歯1.5～2本ぐらいの長さで，幅の狭いもの（左図）．無歯顎者や舌・粘膜のケアには，大きめのものがよい．
・動物の毛は乾燥しにくく，細菌が繁殖しやすいので避ける．
・自己により清掃が行えるが，握力が弱い場合などには，柄を太くするなどして，歯ブラシを持ちやすくする（右図）．

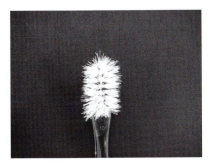 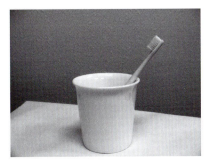

図4 毛先の開いた歯ブラシ   図5 歯ブラシの保管方法

Chapter 7　ブラッシング方法 →（eラーニング▶スライド8～10）

　ブラッシングにはいくつかの操作方法があるが，清掃効果の期待できる代表的な二つの方法を紹介する．スクラッビング法は，歯ブラシの毛先を歯面に90°（垂直）に当て，小刻みに横みがきをする（**図6左**）．バス法は，毛先を歯軸に対して45°に当てて，歯と歯肉の間に毛先を集中させたあとに軽い圧迫とともに横みがきで微振動を加える（**図6右**）．いずれの方法も，歯ブラシを当てる力は150～200g程度の力で，力が加わりすぎる場合にはペングリップで握り（鉛筆を持つように軽く握る），小刻み（1～2mm幅）に，歯ブラシを動かすようにする．

　また，みがく部位別にもブラッシング方法の工夫が必要である．臼歯部の遠心（奥側）では歯ブラシの「つま先」を使って小刻みに歯ブラシを動かす．臼歯部の近心（手前側）では歯ブラシの「かかと」を使って小刻みに歯ブラシを動かす．前歯部の舌側は歯ブラシをたてて1本ずつかきだすように動かすようにするとよい（**図7**）．

Chapter 7の確認事項 ▶ eラーニング スライド8～10

1. 代表的なブラッシング（スクラッビング法・バス法）の実施方法を理解する．
2. 臼歯部遠心・近心，前歯部舌側の歯ブラシの動かし方を理解する．

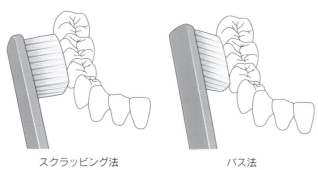

スクラッピング法　　　　　　バス法

図6　スクラッピング法とバス法

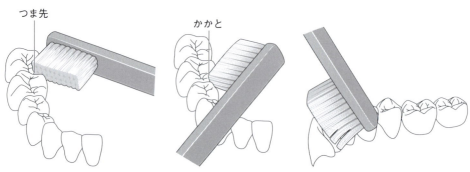

図7　みがく位置によって歯ブラシのヘッドの当て方を調整
・臼歯部の遠心：歯ブラシの「つま先」を使って小刻みに歯ブラシを動かす．
・臼歯部の近心：歯ブラシの「かかと」を使って小刻みに歯ブラシを動かす．
・前歯舌側は歯ブラシを立て1本ずつかき出すように動かす．

▶Chapter 8　電動歯ブラシの使用方法 →（eラーニング▶スライド11）

　電動歯ブラシは，高速で動く毛先によって，プラーク（歯垢）を効率よく取り除く．音波ブラシ，超音波ブラシと呼ばれる製品もある．

　電動歯ブラシの使用方法は，歯ブラシの毛先を軽く歯に当て，1か所を数秒みがいたら，歯ブラシを次の歯へとゆっくり移動させる（図8）．そのとき歯と歯肉の境目に沿って，角度を変えながら毛先の方向を常に移動させる．ヘッドを強く押しつけたり，同じ場所に長く当てすぎると，歯や歯肉を傷つけることがあるので注意が必要である．電動歯ブラシは連続運動しているため，歯みがきの所要時間が短いと誤解されがちであるが，普通の歯ブラシと同じくらいの時間が必要である．

▶ **Chapter 8の確認事項** ▶eラーニング スライド11

1 電動歯ブラシの使い方を理解する．

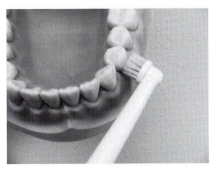

図8　電動歯ブラシの使用法

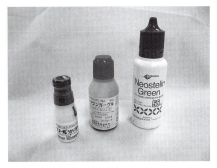

図9　含嗽剤（うがい薬）

含嗽（うがい）は口腔内を薬液により洗浄することであり，口腔内の清潔を保持し，口腔の粘膜疾患や術後感染の予防に有効である．含嗽に使われる薬液のことを含嗽剤という．含嗽だけでは，歯の汚れ（プラーク）を除去することはできず，ブラッシングは必要であるが，その後のプラークの蓄積予防などの効果はみられる．

表2　おもな含嗽剤

含嗽剤	効果
ベンゼトニウム塩化物	口腔内の消毒，抜歯創の感染予防
ポビドンヨード	咽頭，口腔内の消毒，口腔創傷の感染予防
アズレンスルホン酸ナトリウム	咽頭炎，扁桃炎，口内炎，舌炎，口腔創傷に対する抗炎症作用
グルコン酸クロルヘキシジン	歯周病原菌に対する殺菌消毒

▶Chapter 9　含嗽剤（うがい薬） → (eラーニング ▶ スライド12)

　含嗽（うがい）は口腔内を薬液により洗浄することであり，口腔内の清潔を保持し，口腔の粘膜疾患や術後感染の予防に有効である．含嗽に使われる薬液のことを含嗽剤という（図9）．含嗽だけでは，歯の汚れ（プラーク）を除去することはできず，ブラッシングは必要であるが，その後のプラークの蓄積予防などの効果はみられる．おもな含嗽剤の成分としては，ベンゼトニウム塩化物，ポビドンヨード，アズレンスルホン酸ナトリウム，グルコン酸クロルヘキシジンなどがあげられる（表2）．

▶ Chapter 9の確認事項 ▶ eラーニング スライド12

1. 含嗽の効果を理解する．
2. 含嗽剤の成分を理解する．

▶Chapter 10　歯間ブラシの使用法 → (eラーニング ▶ スライド13)

　歯間ブラシは，歯と歯そして歯肉の間の，三角形の空隙の清掃時に適している．歯列に沿った方向に出し入れを行い清掃する．歯間ブラシには，さまざまな柄のタイプがあるので自分の使用しやすいものを選択する（図10）．また，自分の歯の隙間に合った歯間ブラシのサイズを選択しないと，かえって歯肉を傷つけることがあるので注意が必要である．交換時期は，歯ブラシと同様にブラシの毛が寝てきたら早めに交換する．また，ブラシの柄の部分が折れることがあるので注意が必要である．

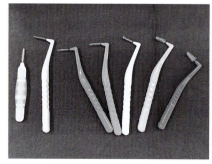

さまざまな歯間ブラシ　　　　　空隙に入れたところ

図10　歯間ブラシとその使用方法

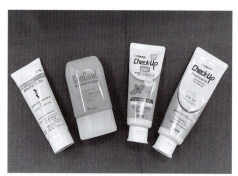

図11　歯磨剤

▶ Chapter 10の確認事項 ▶ eラーニング スライド13

1 歯間ブラシの使用法を理解する．

▶ Chapter 11　**歯磨剤の選択** → （eラーニング ▶ スライド14）

　歯磨剤には，再石灰化，抗炎症，研磨，う蝕予防，知覚過敏緩和，保湿など成分によって効果が異なる．対象者の口腔内の状態に考慮して必要な効果を期待できる成分のものを選択する．う蝕歯が多い人は高濃度フッ素配合（フッ素濃度1,450ppm）表記のもの，歯周疾患を有している人は殺菌成分が含まれているもの，知覚過敏がある人は知覚過敏用のものを選択したほうがよい．また，口腔内が泡で充満してしまうため，歯磨剤は毛先に少量つけることが望ましい（図11）．洗口できない場合は洗口不要のものを選択し，最後にガーゼなどで飛散した汚物を清拭し，回収する．

▶ Chapter 11の確認事項 ▶ eラーニング スライド14

1 歯磨剤選択の考え方を理解する．

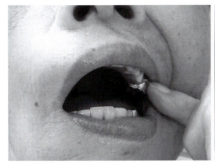
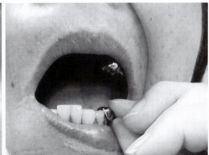

装着時　　　　　　　　　　　　　取り外し時

図12　義歯の着脱方法

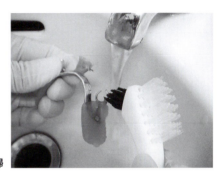

図13　義歯の清掃

Chapter 12　義歯の着脱方法 →（eラーニング▶スライド15）

　義歯の着脱は，適切に行わなければ粘膜の損傷や義歯破損の原因となるので注意が必要である．義歯の着脱については，①清潔な口腔内に装着する，②指や爪で行う，③最後まで指で押し込む，④クラスプ（バネの部分）を持って外すなどというようなことに留意して行う（図12）．噛みこんで入れると，変形の原因となるので止めたほうがよい．部分床義歯の場合，クラスプのかかる歯は汚れやすいために，清掃は入念に行わねばならない．また，両側にクラスプがある場合は，両側を平行に着脱しないとクラスプが変形することがある．

Chapter 12の確認事項▶eラーニング スライド15

1　義歯着脱の要点を理解する．

Chapter 13　義歯の清掃方法 →（eラーニング▶スライド16）

　義歯も清掃を行わなければ細菌のリザーバとなるため，十分に清掃を行うべきである．毎食後と就寝前に外して，義歯専用ブラシや，古くなった歯ブラシを使って清掃するとよい（図13）．清掃中，義歯を落とすと破損の原因になるため，注意する．義歯洗浄剤は使用したほうがよいが，歯磨剤はなかに研磨剤が入っていると義歯表面に細かい傷がつき，細菌繁殖の原因となるために使用しないほうがよい．特にクラスプは汚れやすいので注意して清掃する．使用しないときは，乾燥による破折や変形などを防ぐため，水中にて保管するとよい．

Chapter 13 の確認事項 ▶ e ラーニング スライド 16

1 義歯清掃の重要性と保管方法を理解する．

文　献

1) Yoneyama T, Yoshida M, Matsui T, et al.：Oral care and Pheumonia. Lancet, 354：515, 1999.
2) 鈴木美保：歯科治療による高齢者の日常生活活動の改善─層別無作為化対照試験─．老年歯学，22：265-278, 2007.
3) 柴田享子，宮武光吉，長縄弥生，他：口腔ケアリスク管理をどう考えるか．デンタルハイジーン，27：714-721, 2007.
4) 藤井航：口腔ケアでの注意点は？．リハビリナース，2：212-213, 2009.
5) 日本老年歯科医学会：介護保険施設等入所者の口腔衛生管理マニュアル．https://www.gerodontology.jp/publishing/file/manual_2019.pdf，参照日 2023.8.16.
6) 日本口腔衛生学会：高齢者のオーラルヘルスケアに関する学会提言．口腔衛生会誌，67：94-117, 2017.
7) 濃野要：フッ化物配合歯磨剤．厚生労働省 e-ヘルスネット https://www.e-healthnet.mhlw.go.jp/information/teeth/h-02-007.html，参照日 2023.8.16.

第4分野 摂食嚥下リハビリテーションの介入
Ⅰ. 口腔ケア・間接訓練
14—口腔ケア：各論

41 舌・粘膜の清掃法, 洗浄・うがい・保湿, 必要器具・薬剤

Lecturer ▶ 石田　瞭
東京歯科大学摂食嚥下
リハビリテーション研究室教授

学習目標 Learning Goals
- 舌・粘膜など軟組織に対する口腔ケアの意義がわかる
- 舌・粘膜など軟組織に対する口腔ケアの手技がわかる

▶ Chapter 1　舌・粘膜に対する口腔清掃の意義 →（eラーニング▶スライド2）

　口腔清掃は，歯を含め口腔内のさまざまな箇所に行うことが重要である．舌，頰粘膜，口蓋粘膜部分にもバイオフィルム，剝離上皮，痰，食物残渣など除去すべきものが存在する．特に摂食嚥下障害患者は，口腔の自浄性が低下している場合が多く，とりわけ軟組織を含めた口腔衛生管理に配慮を要する．

　具体的に各部をみてみると，舌の表面は舌乳頭により細かい凹凸状になっており，異物が付着しやすい（図1）し，口蓋面には，口腔外に喀出できない痰が付着しやすい．また，歯列と頰粘膜の間には，食物残渣が停滞しやすい．

　舌・粘膜に対する口腔清掃は，保清のみならず口腔機能の賦活化，感覚向上を目的に，間接訓練としても活用することができる．

▶ Chapter 1の確認事項 ▶ eラーニング スライド2対応
1. 口腔清掃の意義を理解する．
2. 部位ごとにどのような清掃必要性があるのか理解する．
3. 口腔清掃が間接訓練としての意味ももつということを理解する．

▶ Chapter 2　口腔粘膜疾患 →（eラーニング▶スライド3）

　口腔粘膜には，さまざまな疾患が発生する．一般的なものはアフタ性口内炎であるが，免疫力低下，唾液量減少，抗菌薬の長期服用など，さまざまな環境変化により，カンジダ性口内炎が発生することもある（図2）．ほかに白板症などの前癌病変や口腔癌など，見落としてはならない疾患は多く，注意を要する（表1）．

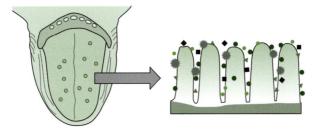

図1　舌表面に付着する汚れのイメージ

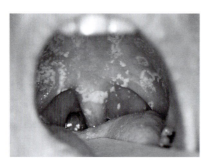

図2　カンジダ性口内炎

表1　重要な口腔粘膜疾患

アフタ性口内炎
カンジダ性口内炎
白板症などの前癌病変
口腔癌

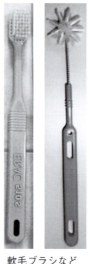
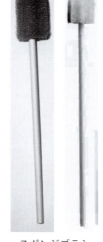

軟毛ブラシなど　　　スポンジブラシ

図3　粘膜清掃に使用するおもな器具

Chapter 2の確認事項 ▶ eラーニング スライド3対応

1. 口腔粘膜には多様な疾患が発生することを理解する．

▶Chapter 3　粘膜清掃に使用する器具 (図3) → (eラーニング ▶ スライド4)

　粘膜など軟組織の清掃を目的とした器具は，綿棒，スポンジブラシ，軟毛ブラシ，口腔ケア用ウェットティッシュなどさまざまなものが存在する．清掃効果は臨床的には軟毛ブラシでの清掃が最も効果がある．スポンジブラシもよく使用される．

　軟毛ブラシは，粘膜を傷めにくい非常に軟らかい毛をもつウルトラソフト（US歯ブラシ）が使いやすい．それらのなかで口腔内状況に合わせ，使用器具を選択する．

　一方，口腔ケア用ウェットティッシュや綿棒などの清拭用品も使用されることはあるが，清掃効果は乏しいので，補助的な用品であると理解されたい．

Chapter 3の確認事項 ▶ eラーニング スライド4対応

1. 粘膜清掃にはどのような器具を使用するのか理解する．

▶Chapter 4　舌清掃に使用する器具 → (eラーニング ▶ スライド5)

　舌は形態的に特異であるため，清掃用器具も専用に考案されたものが多い．大別すると，ブラシタイプ，ブレードタイプの2種類がある（図4）．ブラシタイプはブラシに背板が存在しているものとないものがある．どれを選択するかは，患者の開口量，協力性により一概に述べられないが，なるべく小さいほうが患者負担は少ない．

　なお，Chapter 3で紹介した粘膜用器具を舌に使用することも可能である．

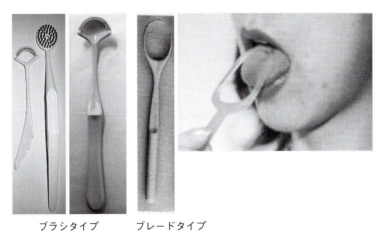

　　　　　ブラシタイプ　　　ブレードタイプ
　　　図4　舌清掃に使用する器具

▶ Chapter 4の確認事項 ▶eラーニング スライド5対応

1 舌清掃用具の二つのタイプを理解する．
2 用具選択の考え方を理解する．

▶Chapter 5　　使用する薬剤 → (eラーニング▶スライド6)

　舌・粘膜に対する口腔清掃時に使用する薬剤は，前項で紹介されたものと同じである．日常臨床でよく使用するのは図5の3種類である．それぞれ希釈して清掃器具を洗浄する際に使用する．

　薬剤は口腔清掃に際して必須というわけではなく，あくまで機械的清掃が重要との観点から，補助的な意味合いで使用するべきであろう．

▶ Chapter 5の確認事項 ▶eラーニング スライド6対応

1 口腔清掃における舌清掃用の薬剤の位置づけを理解する．

▶Chapter 6　　清掃法 → (eラーニング▶スライド7)

　清掃は，歯のみ，粘膜のみ，舌のみのようにある一部分を行って終了するのではなく，一口腔単位（口腔内すべて）で清掃を行うことが原則である（表2）．

▶ Chapter 6の確認事項 ▶eラーニング スライド7対応

1 口腔清掃は一口腔単位で行うことを理解する．

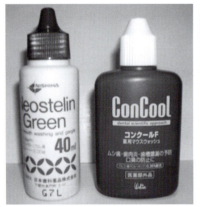
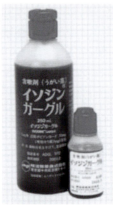

表2 口腔の清掃方法

1. 口腔乾燥への対応
2. 歯の清掃（本章では割愛する）
3. 舌・粘膜の清掃
4. うがい・洗浄
5. 口腔内保湿

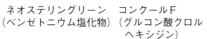

ネオステリングリーン　　コンクールF　　　イソジンガーグル
（ベンゼトニウム塩化物）（グルコン酸クロル　（ポビドンヨード）
　　　　　　　　　　　　ヘキシジン）

図5　使用する薬剤

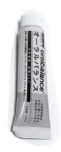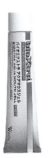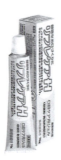　　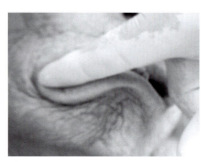

図6　口腔保湿ジェルの例　　　　　　　　図7　マッサージを兼ねた口腔保湿ジェルの
※現在，パッケージデザインは刷新されている．　　　　塗布

▶ Chapter 7　口腔乾燥への対応 →（eラーニング▶スライド8）

　口腔乾燥がみられる場合は，あらかじめ湿潤化をはかるべきである．そのような患者の多くは，誤嚥リスクが高く，うがいが困難である．適宜，乾燥粘膜，舌に対して口腔保湿ジェル（図6）を塗布する．湿潤化はケアに伴う粘膜，舌からの出血予防にもつながる．徒手的に塗布することで，口腔周囲筋群のマッサージを兼ねることもできる（図7）．口腔内の汚れが多量に付着している場合は，塗布後しばらく置いてから清掃すると除去しやすい．

▶ Chapter 7の確認事項 ▶eラーニング スライド8対応

1 口腔乾燥対応の要点を理解する．

▶ Chapter 8　舌・粘膜の清掃（図8）→（eラーニング▶スライド9）

　必要により薬液を希釈した水で器具をすすぎながら，舌・粘膜を清掃する．いずれも，力の入れすぎや擦掃し過ぎにより表面を傷めることがないように気をつける．口蓋，舌背面は嘔吐反射を誘発する場合があるので，配慮を要する．舌はなるべく前方へ挺出させながら清掃するほうが負担は少ない（すすぎは，微温湯が刺激や拒否が和らぐので適している）．

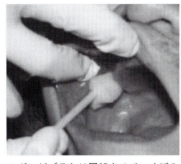 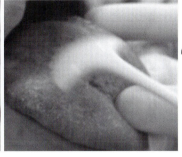 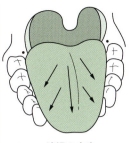

清掃の方向

スポンジブラシは回転させて，くぼみ部分に汚れをかき集めるようにする．

舌ブラシは，後方から前方に汚れをかき出すようにする．

図8　舌・粘膜の清掃

なお，乾燥舌背をむやみにケアすると舌乳頭中の細菌が拡散されるので，薬液を使用して十分に清掃を行うべき，との報告もある[1]．

Chapter 8の確認事項 ▶eラーニング スライド9対応

1. 舌・粘膜清掃時の留意点を理解する．
2. 口蓋，舌背清掃では嘔吐反射の発生に注意する．
3. 乾燥した舌背清掃の注意点を理解する．

▶Chapter 9　うがい・洗浄 → (eラーニング▶スライド10)

うがいは汚れが洗い流され，自覚的にも気持ちよく感じられるとともに，口腔内の食物残査の除去や気道内の分泌物の除去ができ呼吸訓練にもなる．

座位の姿勢を保ち，丁重に誘導しながら丁寧に行う．うがいが不可能な例では口唇を閉じる訓練や口を膨らます練習等を行い，前屈姿勢で少量の水でうがいの練習を始めるとよい．

座位が保てない患者の誤嚥予防に配慮したポジショニングのポイントは，①最低30度以上のギャッジアップ（**図9**），②頭部の適度な前屈，③健側への体幹傾斜（洗浄液が健側にたまるようにする）である．うがいは微温湯を用いると粘膜や歯への刺激が和らぐ．

Chapter 9の確認事項 ▶eラーニング スライド10対応

1. うがいの働きを理解する．
2. うがいの基本的な行い方と，うがいができない場合の対応方法を理解する．
3. 誤嚥リスクがある場合の，うがいの行い方を理解する．

▶Chapter 10　誤嚥を防止するために → (eラーニング▶スライド11)

誤嚥のリスクがある際は，吸引機能つきのブラシ（**図10**），吸引用チップ（**図11**），吸引用チューブを使用し，ケアに伴う誤嚥を最小限としながらシリンジや吸い飲みで流しながら洗浄する．そのほか，吸い飲みで口角から流しだす洗浄法もある．

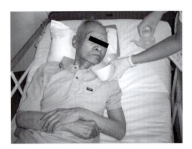

図9　ギャッジアップしての含嗽

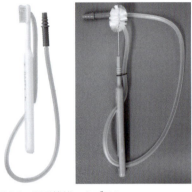

図10　吸引機能つきブラシ

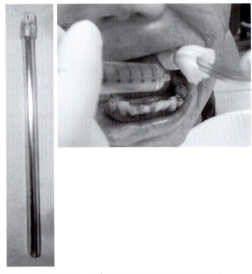

図11　吸引用チップ（視野確保のためにも有用）

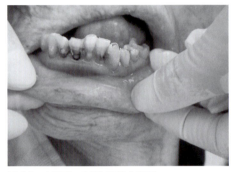

図12　（必要により）口腔内保湿
口腔乾燥を呈する場合は，ケア前と同様，ケア後も湿潤状態を保持すべく，保湿剤を塗布したほうがよい．保湿剤は薄く広げ塗布する．

> ▶ Chapter 10 の確認事項 ▶ eラーニング スライド11 対応
>
> 1 誤嚥リスクがある場合のうがいの手順を理解する．

▶ Chapter 11　**口腔内保湿** → (eラーニング ▶ スライド12)

　口腔乾燥を呈する場合は，ケア前と同様，ケア後も湿潤状態を保持すべく，保湿剤を塗布したほうがよい（**図12**）．保湿剤は多様化しており，ジェルのほか，洗口剤タイプ，歯磨きタイプなどもあるため，患者に合ったものを使用する．

　塗布に際しては，日常の乾燥部分に薄く広げるように行う．

> ▶ Chapter 11 の確認事項 ▶ eラーニング スライド12 対応
>
> 1 口腔乾燥のみられる場合の対応を理解する．

文　献

1) 清水明美，中川政嗣，武田美幸：効果的な口腔ケアとは 口腔乾燥と細菌の変化．静脈経腸栄養，22：546，2007．

第4分野 摂食嚥下リハビリテーションの介入
I. 口腔ケア・間接訓練
14―口腔ケア：各論

42 小児の口腔ケアのポイント

Lecturer ▶ 水上美樹
日本歯科大学口腔リハビリテーション
多摩クリニック

学習目標 Learning Goals

- 小児の口腔ケアの意義を理解する
- 小児の口腔ケアの実施方法がわかる

▶ Chapter 1　はじめに → (eラーニング ▶ スライド2)

　小児の歯の萌出は，身体の成長とともに変化していく時期である．特に，摂食嚥下障害を伴う障害児の口腔内は，定型発達とは異なることが多く，介助が必要な場合が多い．したがって，小児の口腔の特徴を十分理解したうえで適切な口腔ケアを実施することが大切である．

▶ Chapter 2　小児の口腔ケアの必要性 → (eラーニング ▶ スライド3)

　小児の口腔ケアは，口腔内にとどまらず肺炎の予防など全身の健康に関与するものである．小児期は，歯の萌出や永久歯との交換など口腔の形態，環境の変化が起こる時期である．そのため，口腔ケアに使用する器具は各時期や口腔形態に適したものを選択することで清掃効果を向上させ，ケアの時間を効率化することができる．また，摂食嚥下障害を伴う重度の障害児の場合には，口腔ケア実施時の姿勢や開口保持，歯ブラシによる刺激で全身の緊張や呼吸困難などを伴うこともあるので，ケースによってはモニタリングを行いながら実施することも考慮する（**表1**）．口腔ケアの実施は介護者が中心となるため，う蝕や歯周病の予防について十分に理解してもらうことが重要である．

Chapter 2の確認事項 ▶ eラーニング スライド3対応

1. 小児の口腔ケアの意義を理解する．
2. 小児期の口腔の特徴，口腔ケアを行う際のポイントを理解する．
3. 摂食嚥下障害を伴う重度障害児の口腔ケアのポイントを理解する．

表1　小児の口腔ケアを理解する

- 小児の口腔ケアは，単にう蝕（むし歯）や歯周疾患の予防のみならず口腔内の感覚を高め，適切な実施により健康の維持に関与する
- 小児期は，口腔形態の変化とともに歯が生え（萌出），おおよそ中学生頃に永久歯列（親しらずを含まない）が完成する．それぞれの時期に適した器具や手技に配慮する必要がある
- 摂食嚥下障害を伴う障害児の場合，全身の緊張や開口継続による呼吸困難など負担が大きいので，姿勢や実施時間への配慮が必要である
- 経口摂取をしていない小児は，口腔乾燥や分泌物などで口腔内が不潔になりやすいので，口腔ケアの実施が誤嚥性肺炎の予防にもつながる
- 摂食嚥下障害を伴う小児の口腔ケアは，介助を必要とする場合が多いので，家族やかかわる者への指導が重要である

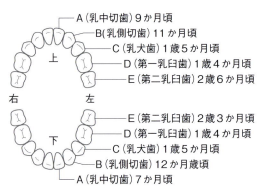

図1 乳歯と永久歯の生える時期
一般的に乳歯の萌出は，生後7か月頃にかけて下の中央から生えてきて，およそ2歳6か月頃に乳歯列が完成する．永久歯は，6歳頃に6（第一大臼歯）が萌出を開始し，その後乳歯と永久歯の交換期となる．障害によっては，歯の萌出時期や萌出の順番が定形発達児よりも異なることがある．

Chapter 3　乳歯の萌出時期・永久歯の萌出と交換の時期
→ (eラーニング▶スライド4)

　乳歯は，一般的にアルファベットで呼ばれており（図1），乳歯列完成で20本となる．永久歯は，数字で呼ばれており，親知らず（智歯）を抜いた永久歯列完成で28本となる．最初に萌出する永久歯は，6（第一大臼歯）であり，同じ頃に乳中切歯が動揺し始めて永久歯に交換する．交換期の時期は，咀嚼機能や発音機能が低下しやすい時期なので摂食指導や食形態に配慮が必要である．Down症候群など障害のなかには萌出時期が平均よりも遅れる，萌出の順番が異なる，欠損歯があるといったことがみられる場合がある．

Chapter 3の確認事項 ▶ eラーニング スライド4対応
1. 乳歯と永久歯の萌出時期を理解する．

Chapter 4　小児の口腔ケアに用いる清掃用具の種類と用途 (図2, 3)
→ (eラーニング▶スライド5)

　口腔ケアは，口腔内を清潔にするだけではなく口腔内の感覚を慣らしていく目的もある．乳児期前半は，手や指で口腔周囲や口腔内に触れられることに慣らす時期である．下顎乳前歯が萌出し始めたら，乳幼児用の歯ブラシを口に入れたり，ガーゼ，口腔ケア専用のウエットティッシュタイプでふき取ったり，少しずつ歯みがきに慣らしていく．子ども自身が歯ブラシを口にするときは必ず見守りが必要である．歯ブラシは，基本的にはまっすぐなハンドルで狭いところにも入りやすいヘッドの小さめの物がよい．歯ブラシは，毛先が広がると清掃効果が著しく低下するので，早めに交換する．電動ブラシや音波ブラシは，歯面に当たれば清掃効果は高いものの，振動や音によって拒否する場合がある．一方，感覚が鈍麻な小児に対しては，感覚刺激を導入する目的で電動・音波ブラシを選択することがある．

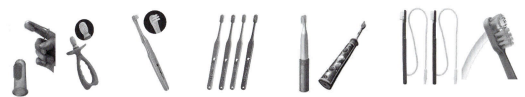

乳幼児用　　仕上げみがき用　子ども用ブラシ　　電動・音波ブラシ　　　　吸引ブラシ

図2　さまざまな歯ブラシ
歯ブラシは，口腔内の形態や子どもの受容に合わせて選択する．唾液を誤嚥しやすい場合には，吸引ブラシも効果的である．

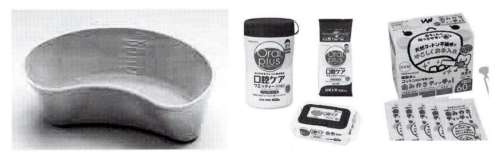

図3　ガーグルベースンと口腔ケア用ウエットティッシュ
ベッドサイドや洗面台から離れた場所で洗口する場合には，ガーグルベースンを用意する．洗口による誤嚥が想定される場合には，ガーゼや口腔ケア用のウエットティッシュを用いる．

Chapter 4の確認事項 ▶eラーニング スライド5対応

1. 歯ブラシの目的，選択基準，使用上の注意点を理解する．
2. 洗口時に使用する器具を理解する．

▶Chapter 5　補助的清掃用具の種類と用途・フッ化物配合歯みがき剤
（図4～6，表2）→（eラーニング ▶スライド6，7）

　歯の本数が増えてくると，歯の間や萌出直後の低位の歯などは歯ブラシだけでは十分に清掃ができないため，補助的清掃用具を適宜用いる．デンタルフロスは，指を噛まれないようにホルダータイプのほうが使いやすい．舌苔や分泌物が多量に貯留している場合には，舌ブラシやスポンジブラシを適宜使用するが，緊張性咬反射が残存している脳性麻痺児などは，噛み込んでスポンジが取れる，歯が動揺するなどに注意を払う．いずれの清掃用具もそのまま使用すると毛先やスポンジが固く粘膜を傷つける恐れがあるので，一度水にくぐらせたあと，よく水気を取ってから実施する．
　フッ化物配合歯磨剤を日常的に適量使用することは，う蝕予防に有効である．特に，乳歯や萌出直後の歯には，フッ素がとりこまれやすい．うがいができない場合には，洗口が不要なペーストタイプやスプレータイプを用いるとよい．

Chapter 5の確認事項 ▶eラーニング スライド6，7対応

1. 補助的清掃用具の用途を理解する．

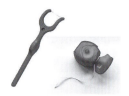 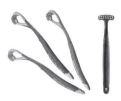 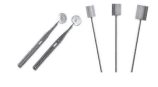

| デンタルフロス | タフトブラシ | 舌ブラシ | スポンジブラシほか |

図4 清掃補助用具
歯ブラシで除去できない部分には，清掃補助用具を用いることが望ましい．デンタルフロスは，咬反射や指を噛んでくる場合には，ホルダータイプを用いるほうがよい．

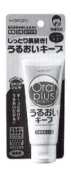 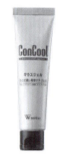 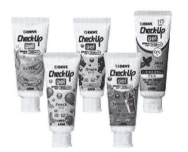 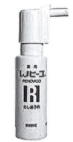

図5 保湿剤
保湿剤を用いるときは，適切な粘稠度のものや子どもの好む味を選択するとよい．

図6 フッ化物配合歯みがき剤（ペースト・スプレータイプ）
フッ化物（フッ素）配合の歯みがき剤はう蝕を予防するだけではなく，う蝕の進行を遅らせたり歯面を強くする効果がある．歯みがき後のうがいは少量の水で1回か，うがいができない場合には歯面を拭き取る．

表2 年齢別の歯磨剤の適切な量とフッ素濃度

歯の生え始め～2歳	1～2mm程度，900～1,000ppm
3～5歳	5mm程度，900～1,000ppm
6歳以上	2cm程度，1,400～1,500ppm

（2023年1月改訂）

Chapter 6　小児の口腔ケアを実施する際のポジショニング
→（eラーニング▶スライド8）

　通常，幼児期前半までは子どもの口のなかがよくみえるように寝かせみがき（図7）が推奨されているが，障害児の場合にはこの限りではない．誤嚥の危険性が高い，麻痺がある場合には，側臥位（右側臥位で胃食道逆流をきたす児もある）または頭部を左右どちらかに向ける．脳性麻痺など異常筋緊張が強い小児の場合，股関節，膝関節を屈曲させ腕も体の中央に置くボールポジションが口腔ケア実施に有効な場合がある．寝かせみがきができない場合には，座位や立位で介助みがきを行うこともあるが，このときは，介助者が後ろから子どもの顎を非利き腕で支えながらみがく．

▶ **Chapter 6の確認事項** ▶ eラーニング スライド8対応

1. 口腔ケアに推奨されるポジショニングと障害児にあわせた対応の重要性を理解する．

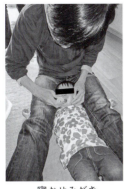
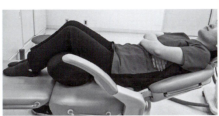
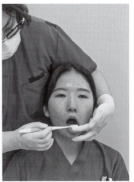

| 寝かせみがき | ボールポジション | 頭部介助姿勢下でのケア |

図7　ポジショニング
小児の場合，基本的に明るい場所での寝かせみがきで口腔ケアを実施することが望ましい．
誤嚥の危険性が高い場合には，側臥位または頭部を左右どちらかに向ける．麻痺がある場合には，麻痺側を上にして実施する．
脳性麻痺など異常筋緊張が強い小児の場合，股関節，膝関節を屈曲させ腕も体の中央に置くボールポジションが口腔ケア実施に有効な場合がある．

▶Chapter 7　口唇の排除方法・口腔内の観察の重要性
→（eラーニング▶スライド9）

　口腔ケアを実施する前に，口唇や頬を指で把持して口腔内の汚れや口内炎や傷，動揺歯の有無や程度を確認する（図8）．口内炎や粘膜に傷が存在すると口腔ケアの拒否につながるが，早期発見から早期治療につながる．口腔周囲筋が固い場合には，ストレッチの効果も期待できる．過敏の存在は，口腔ケアの拒否につながるため脱感作を導入することも検討する．

 Chapter 7の確認事項 ▶eラーニング スライド9対応

1. なぜ口腔内を観察せねばならないかを理解する．
2. 口唇排除の方法を理解する．

▶Chapter 8　小児の基本的な歯みがき方法 (表3) →（eラーニング▶スライド10）

　低年齢児の上唇の裏側には上唇小帯（図9）がみられる．ここに歯ブラシの毛先が当たると痛みを伴い，歯みがきの拒否につながることがある．このような場合の歯みがきは，上唇小帯の上に介助者の指を置いて歯ブラシの毛先が当たらないようにガードする．歯みがきの順番は，奥歯（臼歯）から手前に毛先がしなる程度の細かい動きでみがいていく．歯の表面をみがいたら歯の裏側をみがくが，いずれの部位も操作する反対の指で口唇や頬粘膜を排除しながらみがく．裏側をみがくときには，下顎をしっかり下げて開口させる．呼吸障害を伴う脳性麻痺や気管軟化症がある場合は，緊張により息こらえやそれに伴う気管狭窄によって呼吸困難になったりする場合があるので，モニターや顔色などを確認しながら実施する．歯みがき終了後に水を使って洗口する場合には，誤嚥予防のために頭部を前傾にするか吸引しながら実施する（図10）．

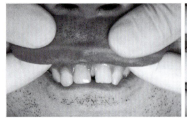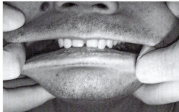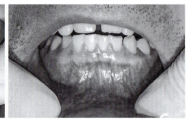

図8　口腔内観察を行う際の粘膜排除方法の一例（写真は大人）
・口内炎，粘膜異常，裂傷などの有無を確認
・歯の動揺確認
・過敏の存在の確認

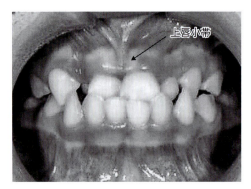

図9　上唇小帯

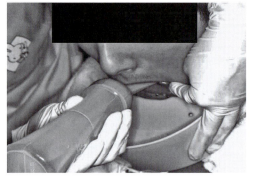

図10　車いす上での洗口の一例

表3　基本的な歯みがき方法

- 歯ブラシは，小回りのきく小さめのヘッドのものを選択する
- 小児の場合，上唇小帯が上の前歯の近くにあるので注意する
- 奥歯（臼歯）から順に汚れを手前にかき出すようにみがく
- 歯の外側（頰側，唇側）は，口を閉じた状態でみがくことが望ましい
- 歯みがきが終了したら洗口する．洗口ができない場合は清拭で汚れを回収する

Chapter 8の確認事項 ▶eラーニング スライド10対応

1. 歯みがきの基本的な方法を理解する．

▶Chapter 9　口腔ケアを拒否する原因・過敏がある場合の口腔ケアの方法
→（eラーニング▶スライド11）

　う蝕や粘膜に傷があるなどの理由以外で口腔ケアを拒否する原因には，過敏（触覚過敏），心理的拒否，緊張性咬反射がある（表4）．強い過敏が存在する場合には，日常のなかで過敏の存在部位の脱感作に努める．歯ブラシの刺激による過敏で口腔ケアを受容できない場合には，脱感作に取り組みながら刺激の弱いスポンジブラシや軟毛ブラシを使用して徐々に感覚に慣らしていく（表5）．心理的拒否によって口腔ケアを拒否している場合には，実施者を交代してみる，10カウントで終了といった目安をつける，好きな音楽や画像をみながらみがく，好む歯磨剤の味をつけるなど，実際には何に拒否を示してい

表4 口腔ケアを拒否するおもな理由

（触覚）過敏	触覚刺激に対して過剰な反応を示すもので，皮膚や粘膜に触れた瞬間に全身の筋緊張が入ったり，触れている間中泣き続けたりする
心理的拒否	過去の不快な経験や実施者・時間・場所にこだわりを持ち歯ブラシをみるだけで拒否行動を示すことがある
緊張性咬反射	歯ブラシなどが口に入ると反射的に噛み込んでしまう

表5 過敏がある場合の口腔ケアの要点

・日常のなかで過敏の存在する部位の脱感作を行う
・過敏が強い場合には，弱い刺激で実施する
・実施時間をかけ過ぎないように配慮する

るのか判断が難しいため，さまざまな対応を試してみる．また，1度にすべてをみがこうとせず短時間で終了し，実施回数を増やす方法もある．緊張性咬反射によって歯ブラシを噛み込んだ場合には，無理に歯ブラシを引き抜かないで力が抜けたときに外す．指で開口保持が困難な場合には，開口器を使用する場合もあるが，噛み込みが強すぎる場合には，歯が動揺したり破折する場合があるので注意が必要である．

▶ Chapter 9の確認事項 ▶ eラーニング スライド11対応

1 口腔ケア拒否の原因を理解する．
2 過敏がある場合の口腔ケアの注意点を理解する．

Chapter 10　口蓋のケアの必要性・特殊な口蓋のケアの方法（図11）
→（eラーニング▶スライド12）

狭口蓋，高口蓋が出現しやすい障害には，Down症候群，Apert症候群，Cornelia de Lange症候群，5p-症候群，Sotos症候群などがある．口蓋は，成長とともに変化するが，狭口蓋の場合には隙間に食物残渣が残り除去が困難である．このような場合には，スポンジブラシを用いるか，毛足の長い軟毛ブラシを用いてやさしくかき出すようにする．刷掃し過ぎて口蓋を傷つけないように注意が必要である．汚れがかたくなっている場合には，保湿剤を用いて軟化させてから少しずつ除去していく．

▶ Chapter 10の確認事項 ▶ eラーニング スライド12対応

1 口蓋のケアの要点を理解する．

Chapter 11　乳歯の交換期の口腔ケア・誤嚥の危険性の高い小児の交換期の口腔内 →（eラーニング▶スライド13）

前歯部の交換期（図12）は，乳歯と永久歯が一時期重なって生えるので前後の歯の間に汚れが溜まりやすい．動揺が軽度の場合には，指で上から歯を固定すると歯ブラシを動かしやすい．また，抜けた歯を口腔外に自ら出すことが困難と想定される場合には，抜けた歯の誤飲リスクを軽減するために歯科受診を検討する．

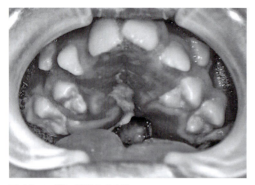

図11　口蓋に付着した汚れ
・口蓋の形態を確認する．
・口蓋が高い，狭い場合には適切な清掃器具を選択する．

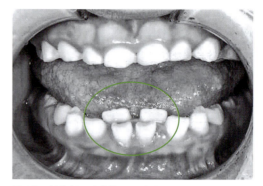

図12　前歯部の交換期の口腔内
・歯が重なっている部分が不潔になりやすい．
・歯磨きを拒否することがある．
・動揺歯を指で固定しながらみがく．
・誤飲の危険性がある場合には歯科受診をすすめる．

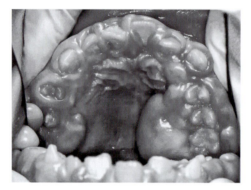

図13　抗てんかん薬服用による歯肉増殖（鏡像）
・歯みがきの際の出血を確認する．
・細かい場所まで毛先が届く清掃器具を選択する．
・肥大が著しい場合には歯科受診をすすめる．

> Chapter 11の確認事項 ▶ eラーニング スライド13対応
>
> 1 乳歯の交換期の口腔ケア，誤嚥の危険性の高い小児の交換期の口腔内を理解する

▶ Chapter 12　歯肉肥大の原因・歯肉肥大に対するケアの方法
→（eラーニング ▶ スライド14）

　抗てんかん薬の副作用によって歯肉が肥大することがある（**図13**）．副作用による歯肉肥大は指で触れると硬いが清掃が不十分であるとその上に歯肉炎を併発する．歯肉炎の見極め方は，触ると歯肉が軟らかく，歯みがきをすると容易に出血することで判断ができる．歯ブラシの毛先が当たりづらい場合には，タフトブラシや仕上げみがき用の小さなブラシを用いて，歯と歯肉の境目を中心に毛先で汚れをかき出すようにみがく．肥大のボリュームや部位によっては，呼吸の通路を阻害する，日常のケアの限界を越える，咬合を阻害するなどが起きる場合があるので，判断に困った場合には歯科に相談をする．

▶ Chapter 12の確認事項 ▶ eラーニング スライド14対応

1 歯肉肥大の原因を理解する.
2 歯肉肥大に対する口腔ケアの方法を理解する.

文　献

1) 日本小児歯科学会：日本人小児における乳歯・永久歯の萌出時期に関する調査研究Ⅱ―その1　乳歯について―. 小児歯誌, 57(1)：45-53, 2019.
2) 遠藤眞美：障害者の歯と口腔のケアと健康管理. 緒方克也・柿木保昭編集主幹, 歯科衛生士講座障害者歯科学, 永末書店, 京都, 116-123, 2014.
3) 日本口腔衛生学会, 日本小児歯科学会, 日本小児歯科学会, 日本歯科保存学会, 日本老年歯科医学会：4学会合同う蝕予防のためのフッ化物配合歯磨剤の推奨される利用方法 2023年版.
4) 小坂美樹：口腔ケア. 鈴木康之・舟橋満寿子監修, 八代博子編著, 写真でわかる重症心身障害児(者)のケア　人としての尊厳を守る療育の実践のために. インターメディカ, 東京, 142-157, 2015.

§15 間接訓練：総論

第4分野 摂食嚥下リハビリテーションの介入 I. 口腔ケア・間接訓練
15―間接訓練:総論

43 間接訓練の概念

Lecturer ▶ 稲本陽子
藤田医科大学保健衛生学部
リハビリテーション学科教授

学習目標
- 嚥下訓練の定義と目的を理解する
- 間接訓練の組み立て方を理解する
- 間接訓練の進め方・留意点を知る

▶ Chapter 1　嚥下訓練とは → (eラーニング ▶ スライド2, 3)

　嚥下訓練は,「摂食嚥下」の再建をゴールとして,リハビリテーション医学の特徴的な多面的対応法に基づき,「活動機能構造連関(機能と構造は活動レベルによって調整される)」,「治療的学習(学習機能を利用し個人の活動能力を向上)」,「支援システム(工学的・社会的に環境・道具を用意)」という三つの方法論を用いて対応する(図1).

　活動機能構造連関に基づいた「間接訓練」および治療的学習に基づいた「直接訓練」を,支援システムを利用しながら実施し,摂食嚥下を再建する.

　間接訓練では,活動機能構造連関の原則に基づき,通常より強い負荷を与えて嚥下関連諸器官の運動可動域・筋力・協調性を増加させ,嚥下機能を改善させる.食物を用いない訓練である.

　直接訓練では,治療的学習の原則に基づき,増強した諸器官をフルに稼働させ,嚥下を練習する.嚥下誘発のための刺激を併用しながら,最適な難易度を設定し「食べる・飲む」訓練を行い嚥下を再建する.食物を用いる訓練である.

　これらの訓練では,口腔内装置,姿勢を保持する椅子,嚥下調整食などの工学的な支援や摂食介助などの社会的支援を利用して実施する.

▶ Chapter 1の確認事項 ▶ eラーニング スライド2, 3対応

1. 嚥下訓練の基軸には「活動機能構造連関」「治療的学習」「支援システム」の三つがあることを理解する.

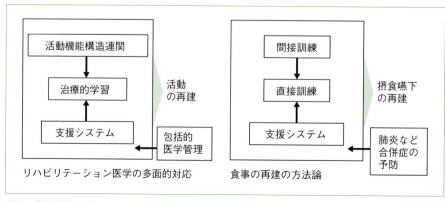

図1　嚥下訓練とは

表1　間接訓練の適応

意識レベル・認知機能	指示に対してある程度従える状態
全身状態安定	バイタルサイン安定が望ましい
リスク管理	十分に行われている環境

▶Chapter 2　間接訓練とは → 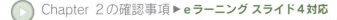（eラーニング▶スライド4）

　間接訓練は，誤嚥や残留など異常所見の原因となっている機能低下に対し，機能を構成する諸器官の運動や感覚を鍛え，機能の改善をはかる．

　機能低下は，口腔期の機能と咽頭期の機能に大別され，口腔期の間接訓練，咽頭期の間接訓練に分けられる．

　各諸器官の可動域の改善，筋力増強（筋力・筋持久力・瞬発力），協調性の改善をはかる．

　咽頭期の間接訓練では，諸器官の運動訓練に加え，直接訓練で用いる嚥下手技の練習を行う．また，呼吸訓練や発声訓練などを併用する．

▶ Chapter 2の確認事項 ▶eラーニング スライド4対応

1. 間接訓練の定義を理解する．

▶Chapter 3　間接訓練の適応 →（eラーニング▶スライド5）

　間接訓練は，食物を使わない訓練であり，リスクは低いため適応は広い．しかし，多くの訓練が自動運動であるため，ある程度の意識レベルや認知機能を有することが前提となる（**表1**）．

　患者によっては認知機能低下により間接訓練が行えない場合がある．その場合は無理に間接訓練を実施するのではなく，直接訓練にて機能の改善をはかることを検討する．意識障害や認知機能が改善した場合に再度間接訓練の導入を検討する．

▶ Chapter 3の確認事項 ▶eラーニング スライド5対応

1. 間接訓練の適応を理解する．
2. 認知機能低下などで間接訓練が行えないときは，直接訓練の適用も検討する．

▶Chapter 4　間接訓練の組み立て方 （図2）→（eラーニング▶スライド6）

　患者は複数の異常所見を示すことが多いが，訓練時間は限られているため，対応すべき機能低下に対する訓練の優先順位をつける必要がある．まずは，評価であげられた異常所見のうち主要な異常所見を抽出する．そして異常所見を引き起こしている機能障害を特定する．機能を改善させるために必要な諸器官の運動を組み立てる．運動は，可動域，筋力，巧緻性の改善を検討する．

▶ Chapter 4の確認事項 ▶eラーニング スライド6対応

1. 訓練では，改善する機能の有線順位をつけて行っていく．

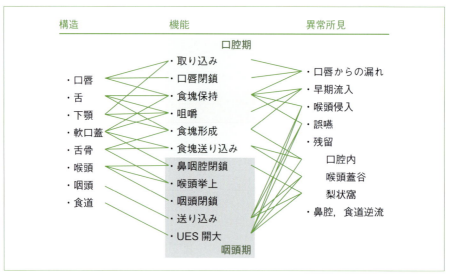

図2 間接訓練の組み立て方
1. 主要な異常所見を抽出する．
2. 異常所見を引き起こしている機能障害を特定する．
3. 機能を改善させるために必要な諸器官の運動を組み立てる．

▶Chapter 5　口腔期の間接訓練 → (eラーニング▶スライド7)

図3に，口腔期の関連諸器官，機能，機能ごとの運動をまとめた．

▶Chapter 5の確認事項 ▶eラーニング スライド7対応

1. 口腔期を構成する器官とその機能を理解する．
2. 口腔期の種々の機能増強のために，それぞれどのような訓練を行うのか理解する．

▶Chapter 6　咽頭期の間接訓練 → (eラーニング▶スライド8)

図4に，咽頭期の関連諸器官，機能，機能ごとの対応をまとめた．
咽頭期の間接訓練は，直接訓練で用いる嚥下手技の練習も機能ごとに適応となる．また，喉頭閉鎖機能に対しては，発声訓練や呼吸・咳嗽訓練も対象となる．

▶Chapter 6の確認事項 ▶eラーニング スライド8対応

1. 咽頭期を構成する器官とその機能を理解する．
2. 咽頭期の種々の機能増強のために，それぞれどのような訓練を行うのか理解する．

▶Chapter 7　間接訓練の進め方 (表2) → (eラーニング▶スライド9)

間接訓練の進め方は，まず改善すべき機能の優先順位を決め，訓練プログラムを立案する．プログラムは訓練内容だけでなく，直接訓練との時間配分，訓練強度（負荷量・頻度），訓練期間，教示・フィ

- 諸器官：舌，口唇，下顎，頬
- 機　能：食塊取り込み，食塊保持，咀嚼，食塊形成，送り込み
- 訓　練：

	食塊取り込み	食塊保持	咀嚼，食塊形成	食塊送り込み
可動域	舌可動域 口唇可動域	舌可動域 口唇可動域	舌可動域 口唇可動域	舌可動域
筋力増強	口唇閉鎖 頬すぼめ	舌尖挙上 舌背挙上 口唇閉鎖	舌尖挙上 舌背挙上 舌捻転	舌後退 舌尖挙上 舌背挙上
協調性			舌・口唇・口蓋・頬の協調性 （綿球移送など）	舌・口唇・口蓋・頬の協調性 （綿球移送など）

図3　口腔期の間接訓練

- 諸器官：舌根，咽頭，舌骨，喉頭，咽頭，食道入口部（UES）
- 機　能：舌骨喉頭挙上，喉頭閉鎖，咽頭収縮，UES開大
- 訓　練：

	舌骨喉頭挙上	喉頭閉鎖	咽頭収縮	UES開大
刺激・促通				バルーン拡張
筋力増強	頭部挙上訓練	呼吸抵抗負荷訓練 声帯閉鎖訓練	前舌保持嚥下 舌根後退	頭部挙上訓練
嚥下手技	Mendelsohn手技	息こらえ嚥下 強い息こらえ嚥下	努力嚥下	Mendelsohn手技
その他		発声訓練 呼吸・咳嗽訓練		

図4　咽頭期の間接訓練

表2　間接訓練の進め方
1. 改善すべき機能の優先順位を決め，訓練プログラムを立案
   - 訓練内容
   - 直接訓練との時間配分
   - 訓練強度（頻度・回数）
   - 訓練期間
   - 教示・フィードバック方法
2. 再評価（日々の訓練のなか，定期評価）
3. 負荷量・頻度の調整，訓練プログラムの継続・見直し

ードバック方法を検討する．

　日々の訓練を実施しながら，また，定期的に再評価しながら，負荷量・頻度の調整，訓練プログラムの継続・見直しを検討する．

Chapter 7の確認事項 ▶ eラーニング スライド9対応

1 訓練プログラムは，改善すべき機能の優先度に基づいて立案する．

表3　間接訓練の留意点

◎**訓練内容・量の適正に配慮**
　・訓練内容は機能改善に効果的か？
　・訓練負荷量・頻度は十分か？
◎**疲労や全身状態に配慮**
　・筋疲労に留意（特に進行性疾患・筋疾患）する
　・血圧や酸素飽和度などを適宜確認する
◎**モチベーションに配慮**
　・訓練の目的とゴールを明確化する
　・指示・教示を明確に提示
　・フィードバックを与える
　・認知や覚醒の問題で間接訓練が実施できない場合は，直接訓練での対応を検討する

Chapter 8　間接訓練の留意点（表3）→（eラーニング▶スライド10）

　間接訓練の留意点としては，訓練内容が適切か，また訓練量や頻度は十分であるか（または多すぎないか）に配慮することである．

　また，疲労や全身状態にも配慮が必要である．訓練実施前に体温，血圧を確認し，必要に応じて酸素飽和度なども確認する．疲労についても留意し，過度な疲労を起こさない程度の訓練量・頻度を調整する．疲労がみられた場合は十分な休憩をとりながら実施する．

　また，モチベーションについても配慮が必要である．間接訓練は食物を用いないためリスクは低いが，患者側のモチベーションは上がりにくい．そのため訓練の目的とゴールを明確に提示し，意欲的に訓練に取り組めるようにする．指示や教示を明確に提示すること，必要回数や残りの回数を適宜声かけしながら実施することも重要である．対象となる運動を適切にできているか，どうすればより上手く実施できるかなど，適宜適切量フィードバックを与えることも重要なポイントである．

Chapter 8の確認事項 ▶eラーニング スライド10対応

1. 間接訓練の留意点は「内容」「訓練量」「頻度」．加えて患者の疲労や全身状態にも配慮する．
2. 患者のモチベーションを維持するために，目的とゴールを明確に提示することも重要である．

第4分野 摂食嚥下リハビリテーションの介入
Ⅰ．口腔ケア・間接訓練
15—間接訓練：総論

44 筋力訓練・関節可動域訓練の基礎

Lecturer ▶ 園田　茂
三九朗病院

学習目標 Learning Goals

- 間接訓練を理解するため，筋力，関節可動域の概念を知る
- 筋力増強訓練・関節可動域訓練を計画できる

▶ Chapter 1　はじめに → (eラーニング ▶ スライド1)

　嚥下障害患者に行われる間接訓練を理解するための基礎内容として，筋力に関することと，関節可動域に関することを学ぶ．解剖生理を学んだうえで，筋力低下，拘縮に対する治療計画を立てられるようになることが目標である．間接訓練に使われる動作には，筋力増強を目的とするもの以外に，動作の巧緻性を高める運動学習の側面が強いものも含まれるが，この項では運動学習には言及しない．

▶ Chapter 2　筋の生理・解剖 → (eラーニング ▶ スライド2)

　筋は筋束の集まりであり，筋束は筋線維（筋細胞）の集まりである．その筋線維は筋原線維からできており，筋原線維の収縮はミオシンとアクチンの「すべり」により生じる（図1）．

　筋線維は，染色のされ方の違いでタイプⅠ線維とタイプⅡ線維に分けられる．タイプⅠ線維の多い筋は，赤くみえるため赤筋とよばれる．タイプⅠ線維にはミトコンドリアなどが多く，酸化系の代謝が盛んであり，筋の収縮速度は遅いものの，疲労しにくく，持久力運動に適する．タイプⅡ線維の多い筋は白筋とよばれ解糖系の酵素が多く，筋収縮が速く，瞬発力に優れるが，疲労しやすい．

　弱い力を出す際は，まずタイプⅠ線維が動員され，その後でタイプⅡ線維が動員される．

　嚥下に関連する筋では，舌骨上筋や甲状咽頭筋などはタイプⅡ線維が主であり，輪状咽頭筋ではタイプⅠ線維が多いとされている．

- 筋の構造
　筋肉-筋束-筋線維-筋原線維-ミオシンとアクチン

- 筋（線維）のタイプ
　タイプⅠ線維：赤筋
　タイプⅡ線維：白筋

　輪状咽頭筋：Ⅰ多め
　舌骨上筋，舌骨咽頭筋，
　甲状咽頭筋：Ⅱ多め

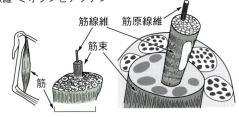

タイプ	色	疲労	収縮速度	代謝	得意
Ⅰ	赤筋	しにくい	遅い（遅筋）	酸化系	持久力
Ⅱ	白筋	しやすい	速い（速筋）	解糖系	瞬発力

図1　筋の生理・解剖

> **Chapter 2の確認事項** ▶ eラーニング スライド2
>
> 1 筋の構造を理解する．
> 2 筋線維の二つのタイプと，それぞれの特徴を理解する．

▶ Chapter 3　神経と筋，運動単位，神経支配比（表1）→ （eラーニング ▶ スライド3）

　筋が収縮するためには，まず，大脳皮質の運動野にある運動神経が発火する．この運動神経の軸索は錐体路（皮質脊髄路）を通って脳幹に至り，錐体交叉で反対側に移り，そのまま脊髄側索を降下し，脊髄前角に至る〈中枢性（一次）運動神経〉．その後，前角にある前角細胞にシナプスで接続し，その前角細胞の軸索が筋のところまで通じている〈末梢性（二次）運動神経〉（図2）．

　前角細胞の軸索は枝分かれし，数本から数百本の筋細胞に接続する．一つの運動神経とそれに支配される筋線維群をまとめて運動単位と呼ぶ．一つの筋において，筋線維数を運動単位数で割った値を神経支配比と呼ぶ．神経支配比は手指などの小さな筋で小さく，大腿四頭筋などからだを支える大きな筋で大きい．一つの運動神経がon/offされたときに変わる収縮筋線維数が大きいほど，粗い制御となるためである．

表1　神経と筋，運動単位，神経支配比

筋が動くまで
　脳の運動野にある運動神経が脳幹部で反対側に移り，脊髄の前角まで達する．そこでシナプスを介して前角細胞を興奮させ，前角細胞の軸索により筋につながる．神経筋接合部にアセチルコリンが放出され，筋が収縮する（図2）

運動単位
　一つの運動神経とそれに支配される筋線維群

神経支配比
　筋線維数を運動単位で割った数値
　手などの小さな筋では大腿などの大きな筋に比べ，神経支配比が小さい，すなわち力の細かな制御が容易である

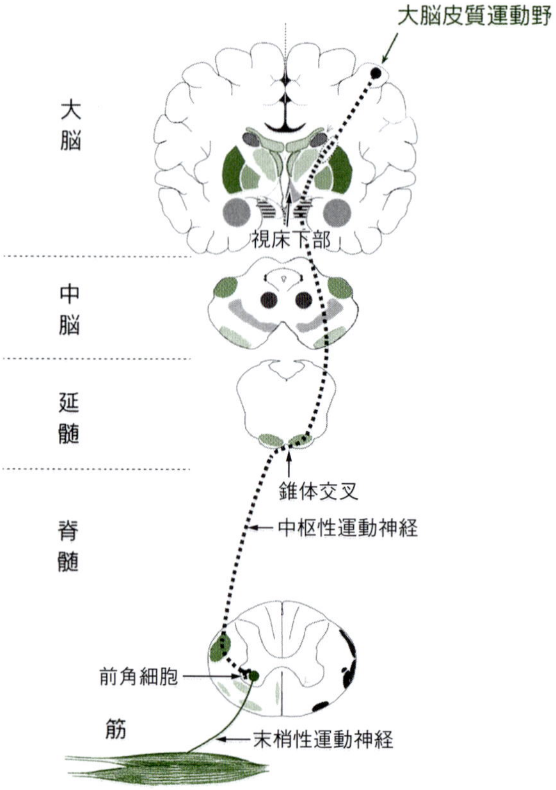

図2　大脳皮質運動野から筋に指令が伝わる経路（山田，2004．より作成）

> Chapter 3の確認事項 ▶ eラーニング スライド3

1. 筋が動くまでの神経と筋の働きを理解する．
2. 運動単位を理解する．
3. 筋の神経支配の特徴を理解する．

▶ Chapter 4　筋収縮の種類 → (eラーニング ▶ スライド4)

　筋収縮は，抵抗の与え方により等尺性，等張性，等運動性に分類される（表2）．また，関節がどの方向に動くかにより，筋が縮む方向に動けば求心性収縮，筋に力が入っていても伸ばされていく場合には遠心性収縮と呼ばれ（表3），動かなければ等尺性収縮となる．遠心性収縮では筋力がつきやすいが，方法を誤れば筋傷害の危険性も高くなるとされている．

> Chapter 4の確認事項 ▶ eラーニング スライド4

1. 抵抗の与え方による筋収縮の分類を理解する．
2. 関節の運動方向による筋収縮の分類を理解する．

▶ Chapter 5　筋力の評価—徒手筋力検査法 → (eラーニング ▶ スライド5)

　筋力を評価するには，徒手筋力検査法が用いられる（表4）．重力を基準にするところがポイントで，測定する筋が収縮したとき，体の遠位部が上に向かってくるような姿勢でも動かせるときはMMTの3の条件を満たしたことになる．関節を動かす動作が水平面上でならできる場合，MMTは2となる．

表2　筋収縮の種類

等尺性収縮	筋に力が入っているが運動が起こらない状態 例：重い机を持ち上げようとするが机は動かない場合
等張性収縮	筋の張力が常に一定となる収縮 例：ダンベルを持った肘の屈伸 （肘角度により張力は少し変化するので正確には等張ではない）
等運動性収縮	関節の角速度を一定に保った運動．機器により実現される．全関節角度で効率的な訓練可能．手も抜けるので自己努力が必要

表3　関節の動く方向による筋収縮の種類

求心性収縮	結果的に筋が縮む方向に関節運動が起こる状態
遠心性収縮	結果的に筋が引き伸ばされる方向に関節運動が起こる状態．ゆっくり腰掛ける際，膝関節伸筋，股関節伸筋は遠心性収縮する

表4　徒手筋力検査法（MMT：manual muscle testing）

MMT 0	収縮なし
MMT 1	収縮はあるが関節は動かない
MMT 2	重力を除けば全可動域動く
MMT 3	重力に抗して全可動域動く
MMT 4	ある程度の抵抗に抗して全可動域動く
MMT 5	正常

たとえば肘を曲げる筋の検査の場合，腕を垂らした状態から曲げられればMMT 3（以上）であり，肩を90度屈曲した位置で前腕を水平に動かすことができればMMT 2（以上）である．

MMTでは，0と1，3と4のように，同じく1段階の違いであっても絶対筋力としては同じでないことに注意しなければならない．0から1の絶対筋力の変化は，3から4のそれよりも非常に小さい．

▶ Chapter 5 の確認事項 ▶ eラーニング スライド5

1 徒手筋力検査法の概要を理解する．

▶ Chapter 6　**筋力低下の時間経過** → （eラーニング ▶ スライド6）

筋は，使わないでいると筋力が低下する．安静の程度によるが，2週安静にしていれば20％筋力が低下するという報告がある（図3）．筋は使っておかなければならない．

▶ Chapter 6 の確認事項 ▶ eラーニング スライド6

1 筋を使わないことによって起こる「筋力低下の時間経過」を理解する．

▶ Chapter 7　**筋力増強訓練の原理**（表5）→ （eラーニング ▶ スライド7）

筋力増強のためには，筋に負荷をかける必要がある．機械的刺激，筋活動により成長因子分泌など各種反応が誘発される．その際，負荷量，収縮時間，頻度，期間により筋力増強効果が変わってくる．

筋を収縮させようと力を入れても，すべての運動単位が動員されるわけではない．訓練開始後すぐに筋力が増してくるのは，この動員される運動単位数が増えるためとされている．大脳の興奮水準が上がるともいい換えられる．4週程度訓練を続けると，筋肥大が起こり，さらに筋力は増す．筋肥大では筋原線維の肥大と数の増加の両者が起こっている．筋線維が分裂して増えて筋力が増強されるのかどうかは，明確な結論が得られていない．

▶ Chapter 7 の確認事項 ▶ eラーニング スライド7

1 筋力増強に影響する因子を理解する．
2 筋力増強のメカニズムを理解する．

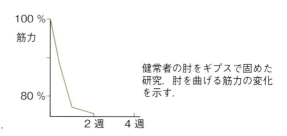

図3　**筋力低下の時間経過**（Muller EA：APMR, 51：449, 1970）
筋を使わないでいることで筋力低下が起こる．
安静の度合いにもよるが，2週の安静で筋力が8割に低下する．

表5 筋力増強訓練の原理

筋力増強に影響する因子	負荷量，収縮時間，頻度，期間
筋力が増強する機序	筋への機械的刺激・筋活動が誘因となり，成長因子の分泌など各種反応が起こる はじめのうちは，動員される筋線維の数が増える ・筋収縮を命じてもすべての筋線維が反応するわけではない ・大脳の興奮水準が上がる，ともいい換えられる その後，筋肥大が起こる ・筋肥大では筋原線維の肥大と数の増加の両者が起こっている 筋線維自体の数が増えることは筋力増強の主体ではない ・筋線維が増えるかどうかについては諸説あり

▶ Chapter 8　筋力増強訓練 ― 等尺性と等張性（表6）→（eラーニング▶スライド8）

等尺性筋力増強と等張性筋力増強を使い分けることが重要である．瞬発力を鍛えたい場合は等尺性が好まれ，持久力中心に鍛えたい場合は等張性が好まれる．さらに持病がある場合には，その疾患への影響を考慮する．心臓関連の病気があって運動制限が必要な場合，心負担の大きい等尺性運動は控え，自転車をこぐなど等張性運動を勧めるようにする．逆に変形性膝関節症などで関節に問題がある場合には，関節軟骨をすり減らす等張性運動は避けて等尺性運動を重用する．

筋力増強法には，いろいろな方法が提唱されている．最大収縮なら1日1秒でも筋力増強効果が認められる．強度を強く設定すれば運動単位の動員への効果が強くなり，低めの強度で頻度を増せば筋肥大の要素が大きくなる．

▶ Chapter 8の確認事項 ▶ eラーニング スライド8

1. 筋力増強訓練は，増強したい内容によって等尺性筋力増強と等張性筋力増強を使い分ける．
2. 等尺性筋力増強訓練と等張性筋力増強訓練の特徴を理解する．

表6　筋力増強訓練-等尺性と等張性

・増強したい内容〈筋力（瞬発力）か持久力か〉と，身体状況（関節の痛みや心機能など）を合わせて訓練メニューを決める

	関節	関節負担	心臓負担	使いにくい疾患	目的
等尺性	動かない	少ない	多い	心疾患	筋力
等張性	動かす	多い	少ない	変形性関節症	持久力

・等尺性の筋力増強法
　増強するには最大筋力の30〜50％以上が必要
　・例）最大筋力の60〜80％で10回を3セット/日，週3〜4回
　高強度は運動単位動員に，高頻度は筋肥大に効きやすい
　筋力維持のために1〜2日/週の頻度は必要
・等張性の筋力増強法
　なんとか10回できる負荷量を決めて，その1/10を10回，2/10を10回と増やしていく（DeLormeの方法）．バリエーションは多い

▶ Chapter 9　関節可動域 (表7) → (eラーニング ▶スライド9)

　関節可動域は，関節をどの方向に何度動かせるかの表現である．英語の略称ROM（アールオーエム）が頻用される．他者が動かした際の記録，他動的関節可動域（passive ROM）と，自らの筋力で動かした場合の記録，自動的関節可動域（active ROM）とを区別する．
　関節がどの方向に動くかを規定するのは関節の形であり，1軸性は屈曲伸展など一方向にしか動かせず，多軸性では複雑な動きが可能となる．

▶ Chapter 9 の確認事項 ▶eラーニング スライド9

1. ROMの定義を理解する．
2. ROMの二つのタイプを理解する．

▶ Chapter 10　関節可動域表示 → (eラーニング ▶スライド10)

　関節可動域のよび方は，日本整形外科学会・日本リハビリテーション医学会の合意した表現に従うとよい（表8）．

▶ Chapter 11　拘縮とは (表9) → (eラーニング ▶スライド11)

　関節を動かさないでいるうちに，関節周囲の結合組織がつながりあってしまい，他動的に動かせる範囲が正常範囲より狭まっている状態を拘縮という．筋は引き伸ばされないままでいると短縮してしまうため，拘縮に筋の短縮を伴う例は多い．特に痙縮のある手足を放置した場合にそうなりやすい．
　用語として，強直，痙縮，固縮と拘縮を間違えないでほしい．
　嚥下障害患者では，特に，胸郭，肩，頸部などのROMを確認しておきたい．

表7　関節可動域

- 身体の各関節において関節の動く方向が規定されている
- その方角に何度動かせるかが関節可動域である
- 英訳：range of motion (ROM)
- 他動的関節可動域 (passive ROM)
  他者が動かしたとき動かしうる関節の範囲
- 自動的関節可動域 (active ROM)
  自らの力で動かしたとき動かしうる関節の範囲
- 関節の種類
  1軸性：指関節，腕尺関節，距腿関節，環軸関節
  2軸性：母指中手手根関節，顎関節
  多軸性：股関節，肩関節，椎間関節

表8　関節可動域表示

- 肩甲帯：屈曲-伸展，挙上-引き下げ
- 肩：屈曲-伸展，外転-内転，外旋-内旋，水平屈曲-水平伸展
- 肘：屈曲-伸展
- 前腕：回内-回外
- 手：屈曲（掌屈）-伸展（背屈），橈屈-尺屈
- 母指：橈側外転-尺側内転，掌側外転-掌側内転，屈曲-伸展 (MP, IP)
- 指：屈曲-伸展 (MP, PIP, DIP)，外転-内転
- 股：屈曲-伸展，外転-内転，外旋-内旋
- 膝：屈曲-伸展
- 足関節・足部：外転-内転，背屈-底屈，内がえし-外がえし
- 母趾：屈曲-伸展 (MP, IP)
- 足趾：屈曲-伸展 (MP, PIP, DIP)
- 頸部：屈曲（前屈）-伸展（後屈），回旋（左，右），側屈（左，右）
- 胸腰部：屈曲（前屈）-伸展（後屈），回旋（左，右），側屈（左，右）

日本整形外科学会，日本リハビリテーション医学会

表9 拘縮とは
・関節周囲の結合組織がつながりあってしまい，他動的に動かせる範囲（passive ROM）が正常範囲より狭まっている状態 ・関節を動かさないでいることにより生じる ・筋の短縮を伴うことがある ・嚥下障害に関連する拘縮として，胸郭，肩，頸部等の可動域制限がある

表10 拘縮の治療
・引き伸ばすことが治療である ・ROM訓練として屈伸などを繰り返す方法と，引き伸ばす力を加え続ける持続伸張訓練とがある ・物理（温熱）療法を併用することがある（ホットパックや超音波） ・ROM訓練は1日のいつ行っても構わない．可動域を動かすことが肝心なので，痙縮を伴う場合に筋緊張の緩む時間帯を選んだり，入浴後を選んだりするのもよい ・拘縮が1か月以上に及ぶと不可逆性の変化が生じて元どおりにはならない（期間については諸説あり） ・拘縮を起こしてから引き伸ばすより，拘縮前に予防的にROMして拘縮を防ぐほうが簡単である ・維持ROMの例：1関節5ROMを1日2回行う

骨と骨がくっついてしまった状態は強直（anakylosis），筋緊張が強くて動かしにくいが動かしうる状態は痙縮（spasticity）（速く動かされたときに緊張が強い場合）または固縮（rigidity）（動かされる速さと緊張が関係ない場合）と呼ばれ，これらは拘縮ではない．痙縮と拘縮がともに存在することは，よくある．

 Chapter 11の確認事項 ▶ eラーニング スライド11

1. 拘縮の定義を理解する．
2. 摂食嚥下障害にかかわる拘縮を理解する．
3. 強直，痙縮，固縮の定義を理解し，拘縮と混同しないようにする．

 Chapter 12 拘縮の治療 （表10） → （eラーニング ▶ スライド12）

拘縮の治療は「引き伸ばすこと」である．ただし，1か月以上ROMをしないままでいれば組織的に不可逆な変化が起こっており，もとに戻すことは困難である．

伸ばし方には，ROM訓練（屈伸などの繰り返し）と持続伸張がある．たとえば踵側より爪先側を高くした三角の板に立っていることで，下腿三頭筋（下腿後面の筋）が持続伸張される．

ROM訓練は痛く苦しいものであり，拘縮をきたして治療するより，拘縮をきたさないように予防的にROMをすることが大切である．予防には，1関節5ROMを1日2回行うことが推奨されている．

Chapter 12の確認事項 ▶ eラーニング スライド12

1. 拘縮治療は「引き伸ばす」ということを理解する
2. 伸ばし方には，ROMと持続伸張があることを理解する．
3. 拘縮を起こしてからROM訓練をするよりも，予防的にROM訓練を行っておくべきだということを理解する．

§16 間接訓練：各論

第4分野 摂食嚥下リハビリテーションの介入 I. 口腔ケア・間接訓練
16―間接訓練:各論

45 口腔器官の訓練

Lecturer ▶ 西尾正輝
日本海医療福祉研究施設施設長

学習目標
- 口腔器官の訓練の意義を理解できる
- 口腔器官の訓練手技を理解できる

▶ Chapter 1　はじめに → (eラーニング ▶ スライド1)

　ここでは間接訓練の一環として,口腔器官の訓練の意義ならびにその手技について学ぶ.間接訓練として従来臨床現場で用いられてきた手技の多くはエビデンスが不十分であったため,口腔体操のような古典的で運動生理学的理論に反したエビデンスの乏しい訓練が普及した.しかし,神経筋機能を向上させるためには,運動生理学的理論,とりわけ三大原理(過負荷の原理,特異性の原理,可逆性の原理)と五大原則〈漸進性の原則,全面性の原則,意識性の原則,個別性の原則,継続性(反復性)の原則〉に基づかなくてはならない.

　また,口腔器官の訓練手技の多くは,Murryら(2006)[1]が指摘しているように,ディサースリア(dysarthria,運動障害性構音障害)の訓練手技として発展したものであることから,ディサースリアの専門書がおおいに参考となる[2].

　こうしたなかで,運動生理学的理論に基づいたディサースリアと嚥下障害の体系的な訓練法として「高齢者の発話と嚥下の運動機能向上プログラム(MTPSSE)」が完成したことは,国内の摂食嚥下リハビリテーションの発展に寄与するものと期待される.

▶ Chapter 2　口腔器官の訓練とは → (eラーニング ▶ スライド2)

　口腔とは消化器系の入り口であり,前方は口唇,外方は頬,上方は硬口蓋・軟口蓋,下方は舌・下顎骨内面に囲まれた内腔である.後方は口峡を通して咽頭に連なっている.口腔器官の訓練とは,おもに舌,口唇・頬(顔面下部),下顎の訓練のことを指す(図1).

　口腔器官の障害は,摂食嚥下の5期モデルにおける準備期と口腔期の障害を招く.具体的には,取り込み障害,咀嚼困難,食塊形成困難,食塊の保持困難,送り込み困難などを招き,誤嚥・窒息の原因の一つとなる.したがって,口腔器官の訓練は,おもに,取り込み,咀嚼,食塊形成,食塊の保持,食塊の口腔から咽頭への送り込みなどにかかわる随意的運動機能を改善させることを目的とする.

　なお,咀嚼困難,食塊形成困難は,歯の欠損,義歯不適合によっても起こるが,こうした問題は歯科的治療を要する.ここではこれらの治療内容を含めない.

1. 口腔器官の訓練とは，おもに舌，口唇・頬，下顎の訓練のことを指す．
2. 口腔器官の訓練は，おもに，取り込み，咀嚼，食塊形成，食塊の保持，食塊の口腔から咽頭への送り込みにかかわる機能を改善させることを目的とする．

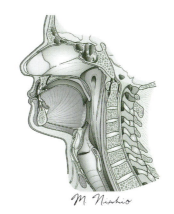

図1　口腔器官の訓練とは

Chapter 2の確認事項 ▶ eラーニング スライド2対応

1. 口腔器官の構造とその働きを理解する．
2. 口腔器官の障害を理解し，その対応を考える．

▶ Chapter 3　舌筋の訓練効果に関する主要なエビデンス → (eラーニング ▶ スライド3)

　舌の訓練効果に関する主要なエビデンス（表1）について再見すると，Robbinsら（2005, 2007）[3,4] は，健常高齢者では，週3回，1日3回，1回30回の頻度で8週間アイオワ式口腔内圧測定装置（IOPI）を用いて舌の挙上運動を抵抗運動で行い効果が認められたと報告している．この場合，等尺性運動で負荷量を漸増させ，施行時の抵抗値は筋力の増強に伴い，最大随意筋力の80％とした．その結果，嚥下機能も改善した．さらに，MRIで平均5.1％舌の体積が増した．脳卒中患者では，週3回，1日3回，1回10回の頻度で8週間IOPIを用いて舌の挙上運動を抵抗運動で施行して効果があったと報告している．やはり等尺性運動で負荷量を漸増させ，施行時の抵抗値は筋力の増強に伴い，最大随意筋力の80％とした．その結果，嚥下機能も改善した．

　Yeatesら（2008）[5] は，嚥下障害患者（原因疾患は多様）では，週2〜3回，1日1回，1回60回の頻度

表1　舌の訓練効果に関する主要なエビデンス

Robbinsら（2005, 2007）[3,4]	健常高齢者では，週3回，1日3回，1回30回の頻度で8週間アイオワ式口腔内圧測定装置（IOPI）を用いて挙上運動を抵抗運動で実施して効果あり．実施時の抵抗値は最大筋力の80％．その結果，嚥下機能も改善した．さらに，MRIで平均5.1％舌の体積が増した．脳卒中患者では，週3回，1日3回，1回10回の頻度で8週間IOPIを用いて挙上運動を抵抗運動で実施して効果あり．実施時の抵抗値は最大筋力の80％．その結果，嚥下機能も改善した
Yeatesら（2008）[5]	嚥下障害患者（原因疾患は多様）では，週2〜3回，1日1回，1回60回，IOPIを用いて舌の挙上運動を抵抗運動で実施して効果あり．その結果，嚥下機能も改善した
西尾（2006）[2]	健常青年では，週3回，1日3回，1回10回を4週間，挙上運動，前方突出運動，左右移動運動を抵抗運動で実施して，すべての運動課題で効果あり（IOPIで測定）．短期間での効果に，音声言語医療用バイトブロックで下顎の代償を抑制することが関与していることを示唆

でIOPIを用いて舌の挙上運動を抵抗運動で施行して効果があり，その結果，嚥下機能も改善したと報告している．この場合も等尺性運動で実施したという．

　西尾（2006）[2]は，健常青年では，週3回，1日3回，1回10回の頻度で4週間，舌の挙上運動，前方突出運動，左右移動運動を抵抗運動で施行しIOPIを用いて効果を測定したところ，すべての運動課題で有意に筋力の増強を認めたと報告している．この際，舌の訓練時に音声言語医療用バイトブロックを使用して下顎を固定することで有意な筋力増強効果が得られたことから，その重要性を指摘している．特に挙上運動を実施させる場合，下顎を固定しないと舌の運動は下顎で代償されてしまうからである．

　そのほかの舌筋のレジスタンス運動にかかわるエビデンスとして，Lazarusら（2003）[6]，Kikutaniら（2006）[7]，田代ら（2015）[8]，Steeleら（2013，2016）[9,10]，菊谷ら（2013）[11]，Aokiら（2015）[12]，Van Nuffelenら（2015）[13]，Namasivayam-MacDonaldら（2017）[14]，渡邉ら（2017，2018）[15,16]，Van den Steenら（2018，2021）[17,18]，Yanoら（2019，2021）[19,20]，Namikiら（2019）[21]，Linら（2022）[22]の報告がある．Kikutaniら（2006）[7]は，トレーニングにより舌圧が維持され，栄養が改善したと報告している．Van den Steenら（2018）[17]は，RCTにてアイオワ式口腔内圧測定装置（IOPI）を用いた舌の等尺性運動の有効性を示し，負荷抵抗の程度については高いほど結果がよく，特に舌後方部では100% 1RMが最もよかったと報告している．Steeleら（2016）[10]は，RCTにて脳血管障害患者で舌のレジスタンストレーニングにより舌の筋力が向上することを報告している．Yanoら（2021）[23]は，舌の自主的な筋力増強訓練を8週間実施することで健康な高齢者の最大舌圧が増加したと報告している．Linら（2022）[22]は，メタアナリシスならびにシステマティックレビューにて舌の筋力増強訓練効果はすべての年齢層で有効であるが，健康な高齢者でより顕著に効果が認められる傾向を報告している．

　以上から舌の筋力増強訓練効果は明らかであるが，ほとんどの研究は挙上方向に特化した訓練を実施して，その方向での筋力増強効果を認めたというものであり，角度特異性の問題を残している．挙上方向に実施した訓練効果は，挙上方向への筋力が増強されたにすぎない．したがって，多方向的運動性を特徴とする舌の運動機能を改善させる際に有用な訓練手技に関するエビデンスについては，今後の検討を必要とする．

▶ **Chapter 3の確認事項** ▶ eラーニング スライド3対応

1 舌の訓練効果に関して，どのようなエビデンスがあるかを理解する．

▶ Chapter 4　舌の機能的訓練（図2）→（eラーニング ▶ スライド4）

　舌は，八つの筋が複雑に織り込むように構成される．変幻自在な舌の多様な運動は，これら八つの筋の相補的な共同収縮の結果であり，その共同収縮の組み合わせのパターンと運動性能は実に驚異的である．

　舌の機能的訓練は，可動域拡大運動とレジスタンス運動に分けられる．可動域拡大運動では，重症度に応じて他動ROM運動，自動介助ROM運動，自動ROM運動を行う．レジスタンス運動ではもっぱら抵抗運動を行う．どの運動の種類を用いるにしろ，舌の運動課題として，①前方突出運動，②挙上運動，③左右移動運動を含め，角度特異性の問題を回避して効果を高めるために，④多方向的運動を行う必要性が近年重視されている（西尾，2021）[24,25]．というのも，発生学的に，舌は四肢と同様に体節由来であり，構造・機能などの観点から上肢と類似し，「第三の手」とも呼ばれる．こうした発生学的特異性ゆえに，舌筋は敏捷で多方向的に運動することができる．従来の舌の訓練上の問題点として，こうし

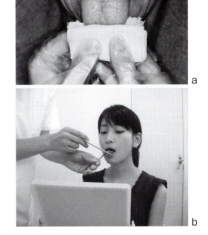

運動の種類	可動域拡大運動	1. 他動ROM運動（写真a） 2. 自動介助ROM運動（写真b） 3. 自動ROM運動
	レジスタンス運動	1. 抵抗運動
運動課題		1. 前方突出運動 2. 挙上運動 3. 左右移動運動 4. 多方向的運動

図2　舌の機能的訓練

た舌の多方向性を見逃していた点が指摘される．

　舌の訓練の進め方は，近年になって大きく変わった．古典的な，①前方突出運動，②挙上運動，③左右移動運動といった特定の方向に偏った運動課題の反復は，運動生理学的に角度特異性の原理を見逃しており，特定の方向への筋力は向上しても多方向的な運動性を特徴とする舌の機能的改善効果は認められない．そのため，嚥下や発話の改善効果は非効率的である．

　舌の他動ROM運動では，舌を湿ったガーゼで包んで臨床家がしっかりと保持して各運動課題を行う．他動ROM運動および自動介助ROM運動は鏡の前で視覚的にフィードバックさせ，前方，上方，側方への粗大運動感覚を再習得させる．自動介助ROM運動では，舌圧子や臨床家の手指で介助を行う．

Chapter 4の確認事項 ▶ eラーニング スライド4対応

1. 舌の機能的訓練に関して，行う運動の種類を理解する．
2. 同じく，運動課題を理解する．

▶ Chapter 5　舌の挙上運動課題時における下顎の代償の抑制の仕方
→（eラーニング ▶ スライド5）

　舌の挙上運動は下顎の運動によって代償されやすいので，音声言語医療用バイトブロック等を使用して下顎を固定して多方向的に行う必要がある（図3）．下顎の代償運動が行われると，舌の筋収縮は適切に生じないため筋機能の改善は期待しにくくなる．近年の脳科学の進展に伴い，代償運動を抑制した運動経験が脳の中枢神経系を再組織化させることが示唆されている．

　なお，バイトブロックはある程度の数をそろえておき，患者ごとに滅菌してから使用しなくてはならない．今日では，滅菌済みの音声言語医療用ディスポーザブル・バイトブロックも販売されている（インテルナ出版）．

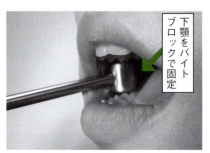

図3　舌の挙上運動課題時における下顎の代償の抑制の仕方
（ここでは，インテルナ出版社製音声言語医療用バイトブロックを使用）

> **Chapter 5の確認事項** ▶eラーニング スライド5対応
> 1. 下顎の代償による舌の筋機能改善への影響を理解する．
> 2. 下顎の代償運動を抑制するためにどのようにするのかを理解する．

▶Chapter 6　舌のレジスタンス運動（MTPSSEより）（図4）
→（eラーニング ▶スライド6，7）

　筋力増強を目的とした舌のレジスタンス運動の課題も，①前方突出運動，②挙上運動，③左右（側方）移動運動をそれぞれ多方向的に行う．

　前方突出運動では，開口位で上下顎の切歯間に臨床家が舌圧子を置いて徒手的抵抗を加え，勢いよく舌を前方に突出させる．舌圧子のかわりに，臨床家がディスポーザブル・グローブをつけてガーゼで直接患者の舌に抵抗を加えてもよい．この場合は，臨床家が患者の舌の筋力を直接触診で把握しながら訓練を進めることができる．

　挙上運動では，やはり音声言語医療用バイトブロック等で下顎を固定することが重要である．こうして開口位で，臨床家は舌面上から下方に舌圧子を用いて徒手的抵抗を加え，勢いよく抵抗に抗して舌体を挙上させる．Huckabeeら（2006）[26]，Yoshidaら（2007）[27]，福岡ら（2010）[28]，Namikiら（2019）[21]は，舌の挙上運動は舌骨上筋群をも強化する効果が得られたとし，舌の強化は口腔期ばかりでなく咽頭期においても効果があると報告している．

　左右移動運動では，臨床家が舌圧子を正中からやや側方（移動させる側）に位置して徒手的抵抗を加え，勢いよく抵抗に抗して舌を側方に移動させる．やはり舌圧子のかわりに臨床家がディスポーザブル・グローブをつけてガーゼで直接患者の舌に抵抗を加えてもよい．

　舌圧子を通して臨床家が加える抵抗は，個々の患者の筋力に応じて変化させる．筋力増強に関する最近の研究では，上下肢，舌でともに最大随意筋力の80％を発揮することが望ましいとされる．過負荷の原理は重要であるが，負荷量を厳密に設定することは臨床的に難しい．そこで，常に最大限の筋収縮を促すように努めるのが現実的であろう．舌圧子を各方向に向かって押す運動は約5秒間維持させる．これを1セッションに5回行って1セットとする．

　先にも解説したが，舌の訓練のあり方は近年になって大きく変わった．古典的な特定の方向に偏った運動課題の反復は運動生理学的原理（特異性の原理）に反しており，多方向的な運動性を特徴とする舌の機能的訓練手法として不適切である．特定の方向に対して運動を行い，その方向での筋力が増強したという舌の古典的研究デザインは，あくまでも特定の方向に限局した偏狭なアウトカムにすぎない．

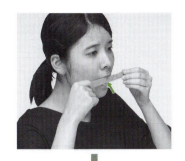
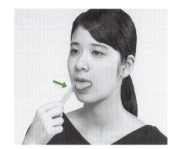
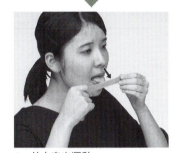

1. 前方突出運動

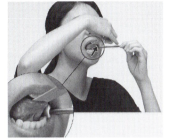

2. 挙上運動

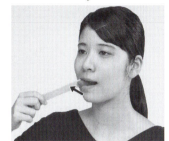

3. 左右移動運動

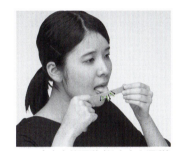

4a. 多方向的運動（前方突出運動）

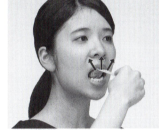

4b. 多方向的運動（挙上運動）

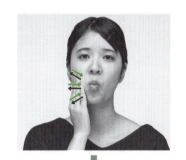

4c. 多方向的運動（左右移動運動）

図4 舌のレジスタンス運動（MTPSSEより）（西尾, 2021.[25]）
セルフトレーニングで実施する場面を示す．
➡：抵抗を与える方向，➡：運動する方向．

　舌の多方向的で複雑精緻な運動は，八つの舌筋の多様な相補的な筋収縮の結果によって遂行される．したがって，訓練ではその多様な共同収縮の組み合わせのパターンを経験させなくてはならない．①前方突出運動，②挙上運動，③左右（側方）移動運動のいずれにおいても，MTPSSEにならって多方向的に運動を行わせることが極めて重要である．

　とりわけ，舌下神経麻痺のある患者の場合，特定の方向にばかりレジスタンス運動を実施しても決して改善はしない．前述の舌の訓練効果として従来提出されているもののほとんどは，舌下神経麻痺のない健常者を対象としたものである．しかし，言語聴覚士などが医療福祉施設で舌の訓練を実施する対象者の多くは舌下神経麻痺のある患者である．健常者に舌の訓練を実施することはない．したがって，従

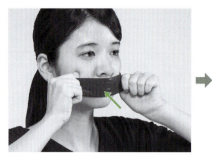
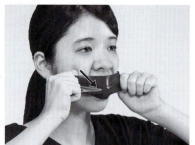

図5 舌のチューブトレーニング
➡:抵抗を与える方向,➡:運動する方向.

来のエビデンスの解釈には留意されたい.

> Chapter 6の確認事項 ▶ eラーニング スライド6,7対応

1 各種の舌のレジスタンス運動課題の施行技術を理解する.

▶ Chapter 7　舌のチューブトレーニング → (eラーニング ▶ スライド8)

　最近になって西尾(2021)[25]によって開発された舌のチューブトレーニングは,こうした舌の多方向的運動を行うのに適している.

　図5は,トレーニング用ゴムチューブを上下唇の前に当てがい,内方(唇側)に向かって負荷を加え,その弾性抵抗に抗して舌を多方向的に前方に突出させ,その状態を5秒間保持させるというものである.実施時にはチューブと舌との間に舌ガーゼを当てがう.

> Chapter 7の確認事項 ▶ eラーニング スライド8対応

1 舌のチューブトレーニングについて,概要を理解する.

▶ Chapter 8　IOPIを用いた舌の挙上訓練 → (eラーニング ▶ スライド9)

　前述のIOPI(図6)を口蓋と前舌,もしくは奥舌の間に置いて,舌で上方に向かってバルブを押す課題(図7)は,フィードバック効果が加わり推奨される.この場合も,音声言語医療用バイトブロック等を使用して下顎を固定することで舌の挙上運動機能の改善がより期待できる.IOPIでは,付属の舌バルブを本体に接続することで,バルブに対して与えられた圧がキロパスカル(kPa)単位で測定され本体の液晶画面に表示される.IOPIは,後述する口唇の閉鎖運動にも有用である.

> Chapter 8の確認事項 ▶ eラーニング スライド9対応

1 IOPIを用いた舌の挙上訓練の概要を理解する.

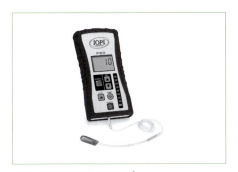

図6 IOPIの本体とバルブ
(IOPI MEDICAL社)

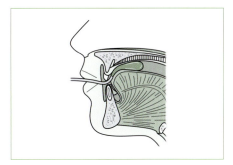

図7 IOPIを用いた訓練
(IOPI MEDICAL社HPを参考に作成)

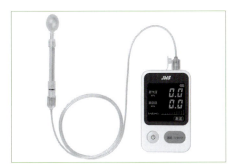

図8 ジェイ・エム・エス社製舌圧測定器

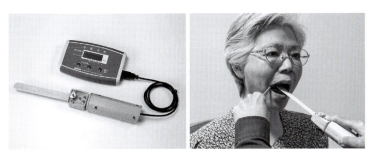

図9 竹井機器工業社製舌筋力計(左)と実用場面(右)

Chapter 9　ジェイ・エム・エス社製舌圧測定器と竹井機器工業社製舌筋力計 → (eラーニング▶スライド10)

　国内では，ジェイ・エム・エス社より2011年にIOPIに類似した舌圧測定器が販売され(図8)，これを契機に国内における舌圧研究が加速化した．また，竹井機器工業株式会社から2010年に舌筋力計が販売された(図9)．本筋力計では，通常舌圧子を用いて行う舌の訓練時に発揮されている筋力を簡便に測定し，数値化することができる．先に舌の訓練は多方向的に行うことが重要であると指摘したが，本装置では舌のあらゆる角度の運動時の筋力を測定することができる．

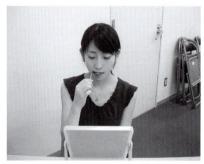

図10　舌の自主訓練場面①
バイトブロックで下顎の代償運動を抑制して視覚的にフィードバックを用いた舌の自主訓練.

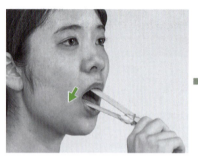

図11　舌の自主訓練場面②
舌のクロスバートレーニング．➡：抵抗を与える方向，➡：運動する方向．

▶Chapter 10　舌の自主訓練（自動運動）→（eラーニング▶スライド11）

　先に負荷量について触れたが，脳卒中などに起因する神経筋疾患例に対する筋力増強訓練時の，適切な負荷量と頻度については見解の一致が十分にみられてはいない．しかし近年の流れとしては，神経筋疾患例に対しては集中的で頻回にリハビリテーションを実施する必要性が強調されている．脳の可塑性を期待するには，おそらく週5～7回，相当の高頻度で実施する必要があると考えられる．そこで，自主訓練が必要となる．

　各種の自主訓練は，患者にバイトブロックや舌圧子を渡すだけで簡単に行うことができる．抵抗運動の場合，負荷は患者が自身の手指で加えるように指導する．上肢の実用が困難である場合は，介護者や家人の協力を得る．

　自主訓練においても必ず，①音声言語医療用バイトブロック等で下顎を固定してその代償運動を抑制すること，②鏡を用いて運動が適切にできているかどうかを視覚的にフィードバックしながら行わせること，が大切である（図10）．

　舌の自主訓練用具として，クロスバーは舌圧子三枚と輪ゴムだけで簡単に作成できる．舌のクロスバートレーニング（図11）では，抵抗の程度と運動範囲を容易に調節できる（西尾，2021）[25]．クロスバーの作成方法と実用原理については後述する．

▶Chapter 10の確認事項　▶eラーニング スライド11対応

1　舌の自主訓練の重要性を理解する．
2　舌の自主訓練をどのように行うかを理解する．

表2　CIセラピーを用いた顔面の訓練効果に関する主要なエビデンス

阿部ら（2012）[31]	脳幹梗塞に伴う末梢性顔面神経麻痺患者3例に対してCIセラピーを実施し，40点柳原法にて全例で顕著な改善が認められ，病的共同運動は出現しなかったと報告
小野田ら（2012）[32]	聴神経腫瘍術後の末梢性顔面神経麻痺患者をCIセラピー実施群と非実施群に分けて柳原法を用いて検討したところ，初回評価時では両群に有意差を認めなかったが，最終評価時ではCIセラピー実施群は有意に高値を呈したと報告
高倉ら（2012）[33]	末梢性顔面神経麻痺患者2例にCIセラピーを行い，柳原法などで改善を認めたと報告

Chapter 11　CIセラピーを用いた顔面の訓練効果に関する主要なエビデンス → （eラーニング▶スライド12）

　顔面筋の訓練効果に関する主要なエビデンスについて再見すると，Häggら（2008）[29]は脳卒中後の嚥下障害患者に毎日3回，1回3回の頻度で5週間以上，アクリル製のoral screenを用いて口唇の閉鎖運動を抵抗運動で実施し，口唇の筋力と嚥下機能の双方で有意に改善したと報告している．この際，顔面神経麻痺の有無にかかわらず，口唇の筋力は訓練後に上昇したという．

　西尾（2006）[2]は，健常青年を対象として週3回，1日3回，1回10回の頻度で4週間，口唇の閉鎖運動を抵抗運動で施行しIOPIで効果を測定したところ，有意に筋力の増強を認めたと報告している．この際，口唇の訓練時に音声言語医療用バイトブロックを使用して下顎を固定することで有意な筋力増強効果が得られたことから，その重要性を指摘している．特に口唇の閉鎖運動を実施させる場合，下顎を固定しないと口唇の閉鎖運動が行われないからである．

　また，小久保ら（2012）[30]，阿部ら（2012）[31]，小野田ら（2012）[32]，高倉ら（2012）[33]は，顔面神経麻痺例に対する顔面のCIセラピー施行の有効性を報告している（表2）．顔面神経麻痺に対する顔面の訓練法としてCIセラピーは重要であり，詳しくは後述する．

　その他，顔面筋のトレーニング効果として八若ら（1991）[20]，野呂（2001）[34]，小西（2004）[35]，Byeon（2016）[36]，Perryら（2017）[37]，Parkら（2018）[38]，Takamotoら（2018）[39]などがあり，Parkら[38]は1RMの70％の筋力でトレーニングすることを推奨している．八若ら（1991）[20]，Tadaら（2021）[40]，Satomi（2001）[41]は，ボタンプルトレーニングの有効性を報告している．Choi（2016）[42]，Oh（2017）[43]は神経筋電気刺激法（NMES）が口唇の筋力増強に有効であったと報告している．

Chapter 11の確認事項 ▶eラーニング スライド12対応

1　顔面下部の訓練効果に関して，どのようなエビデンスがあるのかを理解する．

Chapter 12　口唇・頬の機能的訓練 → （eラーニング▶スライド13）

　口唇・頬の訓練は，可動域拡大運動とレジスタンス運動に分けられる．可動域拡大運動では，舌の機能的訓練と同様に重症度に応じて，他動ROM運動，自動介助ROM運動，自動ROM運動を行う．レジスタンス運動では，もっぱら抵抗運動を行う（表3）．どの運動の種類を用いるにしろ，口唇の運動課題として，①「イー」と発声させながら口唇を開大させる，②「ウー」と発声させながら口唇を突出させる，③「ンー（/m/）」と発声させながら口唇を閉鎖させる運動をおもに行う．

表3　口唇・頬の機能的訓練

運動の種類	可動域拡大運動	1. 他動ROM運動 2. 自動介助ROM運動 3. 自動ROM運動
	レジスタンス運動	1. 抵抗運動
運動課題		1. 口唇の開大 2. 口唇の突出 3. 口唇の閉鎖

▶ **Chapter 12の確認事項** ▶ eラーニング スライド13対応

1 口唇訓練，頬の訓練の運動の種類と運動課題を理解する．

▶ Chapter 13　顔面のCIセラピーの重要ポイント → (eラーニング ▶ スライド14)

　顔面神経麻痺例に対して口唇・頬といった顔面下部の訓練を実施する際に，ほとんどの患者は麻痺側の顔面下部を使用しないものである．非麻痺側，すなわち健側を使用してこれらの課題を行ってしまう．その結果，麻痺側の筋力は改善することがなく，むしろ低下する．逆に健側はさらに強化されてしまう．したがって，健側の動きを抑制しない限り，効果が得られない．各運動時に必ず健側の動きを強制的に制限し，麻痺側に集中して運動を行わなくてはならない．

　このように，健側の使用を制限して患側に集中的な運動を行わせることで患側の運動機能の改善を図ろうとするアプローチを constraint-induced movement therapy（CI therapy；CIMT，CIセラピー）という．CIセラピーのエビデンスレベルは高く，Wolfら（2006，2008）[44,45]の大規模なRCTはCIセラピーの効果を決定づけるものとなり「脳卒中治療ガイドライン2009」においては，グレードA（行うよう強く勧められる）の治療法として位置づけられている（脳卒中合同ガイドライン委員会，2010）[46]．

　国内では，上記のように顔面に対するCIセラピーの有効性が相次いで報告されている〈小久保ら（2012）[30]，阿部ら（2012）[31]，小野田ら（2012）[32]，高倉ら（2012）[33]〉．顔面のCIセラピーは，中枢性麻痺ばかりでなく末梢性麻痺でも有効であると報告されている[31-33]．末梢性顔面神経麻痺に対してCIセラピーを用いた最近の一連の報告では，従来より懸念されてきた病的共同運動や顔面拘縮は生じないとされている．その理由として，病的共同運動の予防としてかねてよりフィードバック法の重要性が指摘されてきたが，おそらくCIセラピーでは視覚的バイオフィードバックを重視することが関与しているものと推察される．

　顔面のCIセラピーの重要ポイントを要約すると，
① 臨床家は患者の背後から，患者の健側の顔面下部を臨床家の手指でしっかりと固定すること．
② 下顎の代償運動を抑制するためにバイトブロックを使用すること．
③ 目の前に鏡を置いて視覚的フィードバック法を活用し，患者に患側の動きに十分に注意を促し運動を学習させること．

の3点である（図12）．患者の健側の顔面下部を手指でしっかりと固定する際には，ゴム指サックを用いるとよい（ゴム指サック・テクニック）（西尾，2021）[24]．

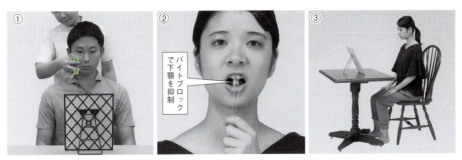

図12 顔面のCIセラピーの重要ポイント
①健側の顔面下部の動きを抑制する．②バイトブロックで下顎の代償運動を抑制する．
③視覚的フィードバック法を用いる．

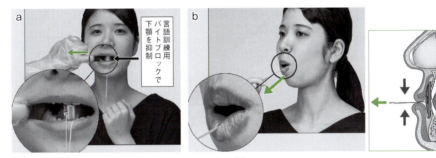

図13 口唇のレジスタンス運動（西尾，2021．[25]）
a．麻痺側の口角に第5指（小指）を入れて頬に向かって引いて徒手的抵抗を加え，患者にその抵抗に抗して口唇を閉鎖させる．
b．ボタンプル運動．右図は口腔前庭に置くボタンの位置．

Chapter 13の確認事項 ▶ eラーニング スライド14対応

1. 顔面下部の訓練を行う際に，健側の代償を効果的に抑制し麻痺側を強化する技術を理解する．

▶ Chapter 14　口唇のレジスタンス運動（図13）→（eラーニング▶スライド15）

　筋力増強を目的として口唇に対してレジスタンス運動を行うには，臨床家が麻痺側の口角から第5指（小指）を口腔前庭に入れて頬に向かって引いて徒手的抵抗を加え，患者にその抵抗に抗して「ンー」と発声させながら口唇を閉鎖させる（**図13a**）．このとき，指腹を用いて抵抗を与える．あるいは，麻痺側の口角に指を入れてできるだけ強く吸啜させる．下顎の代償運動を抑制するために，バイトブロックを使用することを忘れないようにする．バイトブロックのサイズは一番小さいものから開始し，患者の機能の改善に応じて大きなサイズに変更する．

　そのほかに，上下唇間で舌圧子を挟ませて臨床家が舌圧子を引き抜こうとする抵抗に抗して舌圧子を保持させる訓練（舌圧子保持運動）（西尾，2021）[25]，デンタルフロスなどのヒモを穴に通したボタンを麻痺側の口腔前庭に置いて，ボタンを引き抜こうとする臨床家の抵抗に抗して口唇を閉鎖してボタンを保持させるボタンプル運動（**図13b**）などが簡便で実用的である．

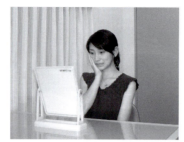

図14 口唇・頬の自主訓練
鏡を用いた自主訓練場面.

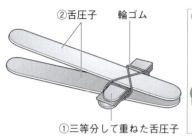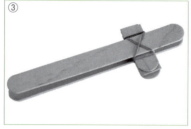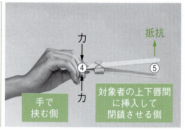

図15 クロスバー（西尾，2021．[25]）

> ▶ Chapter 14の確認事項 ▶ eラーニング スライド15対応
> 1 口唇の抵抗運動訓練の施行技術を理解する．

▶ Chapter 15　**口唇・頬の自主訓練** →（eラーニング▶スライド16, 17）

　口唇・頬の自主訓練としてCIセラピーを実施する場合，患者自身の手掌で健側の顔面下部の動きを抑制し，鏡に向かって視覚的に麻痺側の動きに集中させながら行わせる（**図14**）．

　舌圧子だけで簡単に作成でき，ハサミや釘抜きと同類のてこ原理を活用し，運動範囲と強度を容易に調節できる自主訓練用具として，クロスバーがある（西尾，2021）[25]（**図15**）．作成方法は，舌圧子をハサミで3等分して3枚重ねたもの（①）を2枚の通常の長さの舌圧子（②）でクロスして挟み，輪ゴムで固定する．これだけの作業で，クロスバーが完成する（③）．実用する際に，臨床家はクロスした2枚の舌圧子の一端を手で挟んで持ち（④），もう一端を対象者の上下唇間に挿入する（⑤）．臨床家が2枚の舌圧子を強く挟んで力を加えて引き寄せると（④），対象者の上下唇間に挿入した側の2枚の舌圧子が口唇閉鎖運動の抵抗となる（⑤）．実施する際には，対象者は約5秒間その抵抗に抗して，上下唇を強く閉鎖して舌圧子を挟み続け，ゆっくりと元の状態に戻して口唇を開く．クロスバーを使用した訓練をクロスバー・トレーニングという（**図16**）．

> ▶ Chapter 15の確認事項 ▶ eラーニング スライド16, 17対応
> 1 口唇・頬の自主訓練方法を理解する．

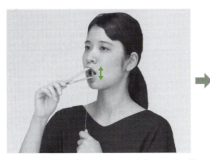 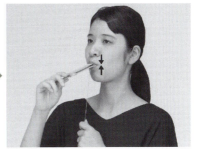

図16 口唇のクロスバー・トレーニング
➡：抵抗を与える方向，➡：運動する方向．

▶ Chapter 16　その他の顔面の訓練手技 → （eラーニング ▶ スライド18）

　その他の顔面下部の訓練手技として，筋電図を用いたフィードバック法（EMGフィードバック），マッサージやリラクセーション，ストレッチ，病的共同運動の抑制課題，協調的運動課題，感情表現課題，構音訓練課題などから構成される mime therapy，構音訓練，アイシング，温熱療法，電気刺激法などがある．mime therapyでも鏡を用いて患側の動きに留意させる．マッサージやストレッチは筋緊張の亢進状態の予防と軽減にも有効とされている．電気刺激療法に関しては，近年その有効性を示す報告が増えているが〈Choi（2016）[42]，Kimら（2016）[47]，Ohら（2017）[43]〉，末梢性顔面神経麻痺例に対する電気刺激法は患側全体の粗大な筋収縮を誘発し，病的共同運動の原因になるため禁忌とする見解も示されている．構音訓練は，口唇・頬の訓練時にはパ・バ行（/p/，/b/音）といった両唇音を集中的に用い，やはり鏡を用いて対称性に留意させながら，もしくは患側の動きに留意させながら実施する．舌の訓練として構音訓練を行う際には，ターゲットとする舌音の種類を適切に選択して実施する．また，ハミングも口唇閉鎖に有用とされる．構音訓練では対照的生成ドリルを使用するが，対照的生成ドリルが体系化された市販の構音訓練用の教材集として，「スピーチ・リハビリテーション　1巻—構音訓練編—（インテルナ出版）」が普及している（西尾，2000）[48]．

▶ Chapter 16 の確認事項 ▶ eラーニング スライド18対応

1 種々の顔面の訓練手技について，概要を理解する．

▶ Chapter 17　下顎の機能的訓練 （表4） → （eラーニング ▶ スライド19）

　下顎の機能的訓練は，可動域拡大運動とレジスタンス運動に分けられる．可動域訓練では，重症度に応じて，他動ROM運動，自動介助ROM運動，自動ROM運動を行う．レジスタンス運動では，もっぱら抵抗運動を行う．どのような種類の運動を用いるにしろ，運動課題として，おもに①開口運動，②閉口運動を行う（図17）．

　筋力増強を目的として開口運動を抵抗運動で行うには，臨床家が下顎底に指もしくは手掌を当てがい徒手的抵抗を加えて，患者にその抵抗に抗して開口させる．閉口運動を抵抗運動で行うには，前歯上に舌圧子を当てがい，下方に向かって抵抗を加えて患者にその抵抗に抗して閉口させる．前歯が欠損していたり歯の痛みがある場合，両側の下顎臼歯上に指を置いて徒手的抵抗を加え，患者にその抵抗に抗して閉口させる．患者の正面には鏡を置いて，視覚的にフィードバックさせながら行う．

表4　下顎の機能的訓練

運動の種類	可動域拡大運動	1. 他動 ROM 運動 2. 自動介助 ROM 運動 3. 自動 ROM 運動
	レジスタンス運動	1. 抵抗運動
運動課題		1. 開口運動 2. 閉口運動 3. 全身運動 4. 後退運動 5. 側方運動

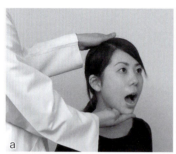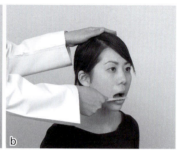

図17　下顎の機能的訓練
a．抵抗運動での開口運動実施場面，b．抵抗運動での閉口運動実施場面

　開口運動は舌骨上筋群により行われるが，これらの筋は嚥下時に重要な舌骨の挙上運動も担っている．舌骨上筋群の多くは，下顎骨を固定したときは舌骨を挙上させ，舌骨を固定したときは下顎骨を引き下げ開口させる．したがって，下顎の開口運動を抵抗運動で実施して舌骨上筋群を強化することは，嚥下反射時における舌骨・喉頭の挙上運動の改善も期待できる．

　そのほか，必要に応じて前後運動（前進・後退運動），側方運動を加える．

▶ Chapter 17 の確認事項 ▶ eラーニング スライド19対応

1　下顎の機能的訓練の種類，運動課題を理解する．

▶Chapter 18　高齢者の発話と嚥下の運動機能向上プログラム（MTPSSE）
→（eラーニング▶スライド20）

　発話運動に関与する末梢の器官（顔面下部，下顎，口腔，咽頭，喉頭など）の多くは，嚥下運動にもかかわっている．こうした解剖学的特性により，ディサースリアと嚥下障害が合併する割合は高いと報告されてきた．また，発話障害（ディサースリア）と摂食嚥下障害は，両障害の合併率の高さの原因となっている発話器官と嚥下器官の解剖学的重複性に着目すると，障害構造でもおのずと類似する．したがって，こうした両障害を共起する器官の運動機能障害に同時並行的にアプローチする機能的治療システムが求められる．こうした点に着目し，ハイブリッド・アプローチとして構築されたものが「高齢者の発話と嚥下の運動機能向上プログラム（Movement Therapy Program for Speech & Swallowing in the Elderly；MTPSSE）」である〈西尾（2018，2020）〉[24,25,49,50]．西尾（2018)[49]は系統発生学的に検討し，

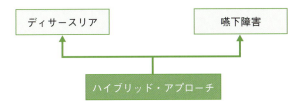

図18　高齢者の発話と嚥下の運動機能向上プログラム
（Movement Therapy Program for Speech & Swallowing in the Elderly；MTPSSE）

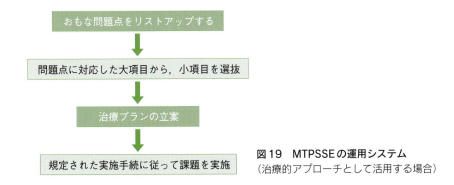

図19　MTPSSEの運用システム
（治療的アプローチとして活用する場合）

発話障害（ディサースリア）と摂食嚥下障害を同時並行的に予防・治療・訓練することが妥当であると同時に，有益な効果が得られることを示唆している（図18）．

Chapter 18の確認事項 ▶ eラーニング スライド20 対応

1. ディサースリアと嚥下障害の同時対応的なハイブリッド・アプローチの重要性を理解する．
2. ハイブリッド・アプローチとしてのMTPSSEの目的，効果等を理解する．

▶ Chapter 19　MPTSSEの運用システム

1）治療的アプローチとして活用する場合（図19）→（eラーニング▶スライド21）

　MTPSSEのプログラムには，ほぼ発話・嚥下関連筋群全般が予防的もしくは治療的訓練の対象として含まれており，実施手続きが規格化されている．したがって，評価結果で抽出された問題点に対応したMTPSSEの部位別治療・訓練カテゴリー（大項目）から必要な課題（小項目）を選択することで個別性の原則に準じた予防・治療プランを立案することが可能であり，規定された手続きに従って行うことで，ある程度同一水準の臨床効果が期待できる．

2）フレイルを視座に含めたライフコースにおけるMTPSSEの活用範囲
　　→（eラーニング▶スライド22）

　MTPSSEは予防的アプローチであると同時に治療的アプローチである．したがって，急性期リハ，回復期リハ，生活期（維持期）リハばかりでなく，介護予防分野においても活用されることを期待して開発されたものである．概して，健常（自立），プレフレイル，フレイル期であれば予防的アプローチとして，障害期であれば治療的アプローチとして用いるのが妥当である（図20）．健常，プレフレイル・

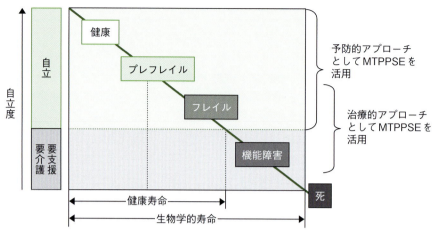

図20 MTPSSEにおける予防的アプローチと治療的アプローチの活用範囲

　フレイル期，障害期のすべてを対象としている点でMTPSSEは，医療，介護，予防を一体的にとらえて包括支援を提供する今日の地域包括ケアシステムと対応している．

　従来の摂食嚥下リハビリテーションは，既に発生した障害に対して，その機能の改善を図ることなどを目的とし，医療・介護領域で行われてきた．しかし，フレイル，サルコペニアに関与する摂食嚥下障害は，障害を起こさないように予防するという視点をしっかりともつこと，そして，それに値する予防技術を関連職種が身につけ，地域住民の健康を支える責務感を持つことが求められる．

　具体的には，一般介護予防事業における地域リハビリテーション活動支援事業，ならびに介護予防・生活支援サービス事業における訪問型・通所型短期集中予防サービスなどにおいて，MTPSSEが活用され，根拠のある「予防的摂食嚥下リハビリテーション」が確立・普及することが期待される．

Chapter 19の確認事項 ▶ eラーニング スライド21，22対応

1. MTPSSEが，発話・嚥下関連筋群全般を対象に含んでいることを理解する．
2. MTPSSEが，地域包括ケアシステムに合致し，医療，介護，予防を網羅した対応であることを理解する．

▶ Chapter 20　MTPSSEで用いられているチューブトレーニング・テクニックの例 → （eラーニング ▶ スライド23）

　MTPSSEには，臨床効果を高めるために新たに開発された新規性の高いテクニックが多数含まれている．たとえば，各器官に対するチューブトレーニング法（図21）はその一例であり，舌のチューブトレーニングについては先に紹介した．チューブトレーニングが健康運動科学やリハビリテーション医学の領域において有効であることはすでに示されており，ある程度普及しているが，嚥下器官に対して実用される手法が開発されたのは初めてのことである．チューブトレーニングでは，あらゆる角度に向かって抵抗運動が可能である．また，負荷の量を容易に調節できる，廉価な用具で簡便に実施できる，筋収縮の様式について短縮性収縮，伸張性収縮，等尺性収縮を使い分けて運動を行うことができるなど利点が多い．

　MTPSSEの完成により，口腔器官を含めて嚥下器官のリハビリテーションが大きく進展することが

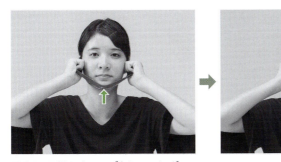

図21 下顎のチューブトレーニング
⇨：抵抗を与える方向，→：運動する方向．

期待される．

Chapter 20 の確認事項 ▶ e ラーニング スライド23 対応

1 チューブトレーニング・テクニックの概要を理解する．

文 献

1) Murry T, et al.：Clinical management of swallowing disorders (2nd edition). Plural Publishing Inc., San Diego, 2006.
2) 西尾正輝：ディサースリアの基礎と臨床第 3巻—臨床実用編—．インテルナ出版，東京，2006.
3) Robbins J, et al.：The effects of lingual exercise on swallowing in older adults. J Am Geriatr Soc, 53：1483-1489, 2005.
4) Robbins J, et al.：The effects of lingual exercise in stroke patients with dysphagia. Arch Phys Med Rehabil, 88：150-158, 2007.
5) Yeates EM, et al.：Improvements in tongue strength and pressure-generation precision following a tongue-pressure training protocol in older individuals with dysphagia：three case reports. Clin Interv Aging, 3：735-747, 2008.
6) Lazarus C, et al.：Effects of two types of tongue strengthening exercises in young normals. Folia Phoniatrica et Logopaedica, 55：199-205, 2003.
7) Kikutani T, Enomoto R, Tamura F, Oyaizu K, Suzuki A, Inaba S：Effects of oral functional training for nutritional improvement in Japanese older people requiring long-term care. Gerodontology, 23：938-939, 2006.
8) 田代宗嗣，本多康聡，大平真理子，山本昌直，酒寄孝治，大久保真衣，杉山哲也，石田 瞭，眞木吉信，平田創一郎：舌抵抗訓練を含む摂食機能療法による最大舌圧の変化．老年歯学，29：357-361，2015.
9) Steele CM, Bailey GL, Polacco RE, Hori SF, Molfenter SM, Oshalla M, Yeates EM：Outcomes of tongue-pressure strength and accuracy training for dysphagia following acquired brain injury. Int J Speech Lang Pathol, 15：492-502, 2013.
10) Steele CM, Bayley MT, Peladeau-Pigeon M, Nagy A, Namasivayam AM, Stokely SL, Wolkin T：A Randomized Trial Comparing Two Tongue-Pressure Resistance Training Protocols for Post-Stroke Dysphagia. Dysphagia, 31：452-461, 2016.
11) 菊谷 武，西脇恵子：「ぺこぱんだ」を利用した舌のレジスタンス訓練．日本歯科評論，73：133-136，2013.
12) Aoki Y, Kabuto S, Ozeki Y, Tanaka T, Ota K：The effect of tongue pressure strengthening exercise for dysphagic patients. Japanese Journal of Comprehensive Rehabilitation Science, 6：129-136, 2015.
13) Van Nuffelen G, Van den Steen L, Vanderveken O, Specenier P, Van Laer C, Van Rompaey D, Guns C, Mariën S, Peeters M, Van de Heyning P, Vanderwegen J, De Bodt M：Study protocol for a randomized controlled trial：

tongue strengthening exercises in head and neck cancer patients, does exercise load matter?. Trials, 16：395, 2015.

14) Namasivayam-MacDonald AM, Burnett L, Nagy A, Waito AA, Steele CM：Effects of tongue strength training on mealtime function in long-term care. Am J Speech Lang Pathol, 26：1213-1224, 2017.

15) 渡邉大介, 西尾正輝：フレイル・サルペニアを伴うパーキンソン病に対して「高齢者の摂食嚥下運動機能向上プログラム（MTPSE）」が奏功した一例. ディサースリア臨床研究, 7：8-21, 2017.

16) 渡邉大介, 西尾正輝：プレフレイル・プレサルコペニアを伴う皮質性小脳萎縮症に対して「高齢者の発話と嚥下の運動機能向上プログラム（MTPSSE）」が有効であった一例. ディサースリア臨床研究, 8：123-129, 2018.

17) Van den Steen, et al.：Tongue-strengthening exercises in healthy older adults：specificity of bulb position and detraining effects. Dysphagia, 33：337-344, 2018.

18) Van den Steen, et al.：Tongue-Strengthening Exercises in Healthy Older Adults：Effect of Exercise Frequency - A Randomized Trial. Folia Phoniatr Logop, 73：109-116, 2021.

19) Yano J, et al.：Effects of anterior tongue strengthening exercises on posterior tongue strength in healthy young adults. Arch Oral Biol, 98：238-242, 2019.

20) 八若保孝, 白川哲夫, 野村陽子, 小口春久：筋機能訓練による口唇圧の変化. 小児歯誌, 29：473-484, 1991.

21) Namiki C, Hara K, Tohara H, Kobayashi K, Chantaramanee A, Nakagawa K, Saitou T, Yamaguchi K, Yoshimi K, Nakane A, Minakuchi S：Tongue-pressure resistance training improves tongue and suprahyoid muscle functions simultaneously. Clin Interv Aging, 14：601-608, 2019.

22) Lin CL, et al.：Effects of tongue strengthening exercises on tongue muscle strength：a systematic review and meta-analysis of randomized controlled trials. Sci Rep, 12, 2022.

23) Yano J, et al.：Effects of tongue-strengthening self-exercises in healthy older adults：a non-randomized controlled trial. Dysphagia, 36：925-935, 2021.

24) 西尾正輝：高齢者の発話と嚥下の運動機能向上プログラム　MTPSSE：第2巻　可動的拡大運動プログラム. 学研メディカル秀潤社, 東京, 2021.

25) 西尾正輝：高齢者の発話と嚥下の運動機能向上プログラム　MTPSSE：第3巻　レジスタンス運動プログラム. 学研メディカル秀潤社, 東京, 2021.

26) Huckabee ML, Steele CM：An analysis of lingual contribution to submental surface electromyographic measures and pharyngeal pressure during effortful swallow. Arch Phys Med Rehabil, 87：1067-1072, 2006.

27) Yoshida M, et al.：Comparison of surface electromyographic (sEMG) activity of submental muscles between the head lift and tongue press exercises as a therapeutic exercise for pharyngeal dysphagia. Gerodontology, 24：111-116, 2007.

28) 福岡達之, 吉川直子, 川阪尚子, 野崎園子, 寺山修史, 福田能啓, 道免和久：等尺性収縮による舌挙上運動と舌骨上筋群筋活動の関係　舌骨上筋群に対する筋力トレーニング方法への展望. 耳鼻と臨床, 56：S207-S214, 2010.

29) Hägg M, et al.：Lip muscle training in stroke patients with dysphagia. Acta Otolaryngol, 128：1027-1033, 2008.

30) 小久保由里香, 他：UUMNディサースリア1例の臨床経過：CIセラピーとリズミック・キューイング法の有効性に関する検討を中心として. ディサースリア臨床研究, 2(1)：19-23, 2012.

31) 阿部尚子, 他：当院における脳幹梗塞に伴う末梢性顔面神経麻痺に対するCIセラピーの臨床経過. ディサースリア臨床研究, 2(2)：35-40, 2012.

32) 小野田聡子, 他：聴神経腫瘍術後の末梢性顔面神経麻痺に対するCIセラピー. ディサースリア臨床研究, 2(2)：41-46, 2012.

33) 高倉裕樹, 他：Shapingを考慮した顔面に対するCIセラピーの試み―病的共同運動をいかに防ぐか―. ディサースリア臨床研究, 2(2)：47-55, 2012.

34) 野呂明夫：口腔リハビリ器具「パタカラ」を利用した口腔筋機能療法. 日歯東洋医会誌, 20：6-24, 2001.

35) 小西康三：口唇閉鎖力と体力との関係. 日歯東洋医会誌, 23：22-25, 2004.

36) Byeon H：Effect of orofacial myofunctional exercise on the improvement of dysphagia patients' orofacial muscle strength and diadochokinetic rate. J Phys Ther Sci, 28：2611-2614, 2016.

37) Perry BJ, Richburg BD, Pomahac B, Bueno EM, Green JR：The effects of lip-closure exercise on lip strength and function following full facial transplantation：a case report. Am J Speech Lang Pathol, 26：682-686, 2017.
38) Park HS, Park JY, Kwon YH, Choi HS, Kim HJ：Effect of orbicularis oris muscle training on muscle strength and lip closure function in patients with stroke and swallowing disorder. J Phys Ther Sci, 30：1355-1356, 2018.
39) Takamoto K, Saitoh T, Taguchi T, Nishimaru H, Urakawa S, Sakai S, Ono T, Nishijo H：Lip closure training improves eating behaviors and prefrontal cortical hemodynamic activity and decreases daytime sleep in elderly persons. J Bodyw Mov Ther, 22：810-816, 2018.
40) Tada M, Ofusa W, Shiratori T：Electromyographic evaluation of perioral muscle activities during facial expression and button-pull exercise. J Oral Rehabil, 48：1226-1234, 2021.
41) Satomi M：The relationship of lip strength and lip sealing in MFT. Int J Orofacial Myology, 27：18-23, 2001.
42) Choi JB：Effect of neuromuscular electrical stimulation on facial muscle strength and oral function in stroke patients with facial palsy. J Phys Ther Sci, 28：2541-2543, 2016.
43) Oh DH, Park JS, Kim WJ：Effect of neuromuscular electrical stimulation on lip strength and closure function in patients with dysphagia after stroke. J Phys Ther Sci, 29：1974-1975, 2017.
44) Wolf SL, Winstein CJ, Miller JP, et al.：EXCITE Investigators. Effect of constraint-induced movement therapy on upper extremity function 3 to 9 months after stroke：the EXCITE randomized clinical trial. JAMA, 296：2095-2104, 2006.
45) Wolf SL, Winstein CJ, Miller JP, et al.：Retention of upper limb function in stroke survivors who have received constraint-induced movement therapy：the EXCITE randomised trial. Lancet Neurol, 7：33-40, 2008.
46) 脳卒中合同ガイドライン委員会：Ⅶ．リハビリテーション2-3．上肢機能障害に対するリハビリテーション．篠原幸人，小川　彰，鈴木則宏，他編，脳卒中治療ガイドライン2009，協和企画，東京，305-307，2010．
47) Kim J, et al.：The effect of subthreshold continuous electrical stimulation on the facial function of patients with Bell's palsy. Acta Oto-Laryngologica, 136：100-105. 2016.
48) 西尾正輝：スピーチ・リハビリテーション　1巻―構音訓練編―．インテルナ出版，東京，2000．
49) 西尾正輝：ディサースリアと嚥下障害を同時に治療・訓練するアプローチ：MTPSSE．ディサースリア臨床研究，8：5-37，2018．
50) 西尾正輝：高齢者の発話と嚥下の運動機能向上プログラム　MTPSSE：第1巻　総論．学研メディカル秀潤社，東京，2021．

第4分野 摂食嚥下リハビリテーションの介入 I. 口腔ケア・間接訓練
16—間接訓練：各論

46 鼻咽腔閉鎖・咽頭収縮・喉頭閉鎖訓練

Lecturer ▶ 倉智雅子
国際医療福祉大学大学院
医療福祉学研究科言語聴覚分野教授

学習目標

- 鼻咽腔閉鎖・咽頭収縮・喉頭閉鎖を促す各種訓練法の理論的背景がわかる
- 各訓練法の実施方法がわかる
- 各訓練法の訓練効果に関するエビデンス蓄積の重要性がわかる

Chapter 1　はじめに → (eラーニング ▶ スライド1)

　鼻咽腔閉鎖・咽頭収縮・喉頭閉鎖は，嚥下の咽頭期に起こる一連の運動のなかでも特に重要なもので，これらの機能が障害されると誤嚥を含めた種々の問題が生じる．ここでは，鼻咽腔閉鎖不全・咽頭収縮不全・喉頭閉鎖不全に対する各種訓練法を列挙し，それぞれの理論的背景と実施法を解説する．また，局所筋の訓練法として広く知られてはいるものの，嚥下への訓練効果に関するエビデンスに乏しい手技も多いので，実施にあたっての留意点を明確にする．

Chapter 2　鼻咽腔閉鎖訓練 → (eラーニング ▶ スライド2)

　嚥下における鼻咽腔閉鎖とは，咽頭期に軟口蓋と上咽頭収縮筋が収縮し，互いに強く接触して鼻腔と咽頭腔の通路を遮断する運動である．この運動が障害されると食塊が鼻腔へ逆流すると考えられているが，図1のごとく，健常者の嚥下では，咽頭へ入った食塊の上方で舌根部と咽頭壁が接近・接触して食塊が下方へ進むのを助けている．そのため，食塊が鼻腔へ逆流するのは，軟口蓋に限定された問題ではなく，舌根部と咽頭壁の接近・接触が不十分な場合である[1]．

　鼻咽腔は，嚥下以外に吸啜時，ブローイング時，嘔吐時，絞扼反射時，発話時にも閉鎖するため，嚥下以外の動作を利用した訓練が積極的に行われてきた．しかし，嚥下以外の動作を繰り返して軟口蓋や

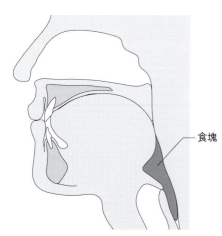

図1　嚥下時の鼻咽腔閉鎖
なお，嚥下以外で起こる鼻咽腔閉鎖には以下のものがある．
　＊吸啜時（口から吸い込む動作）
　＊ブローイング時（息を吹く動作）
　＊嘔吐時・絞扼反射時
　＊発話時
嚥下以外の鼻咽腔閉鎖運動による訓練が，嚥下時の鼻咽腔閉鎖改善につながるかは，不明な点が多い．

咽頭筋の筋力を増強させても，それがどれほど嚥下時の鼻咽腔閉鎖改善につながるかは不明な点が多い．

> **Chapter 2の確認事項** ▶ eラーニング スライド2
> 1. 鼻咽腔閉鎖の機序と，その機能に障害がある場合の問題点を理解する．

Chapter 3　鼻咽腔閉鎖訓練の具体例 →（eラーニング ▶ スライド3）

　ここでは，種々の鼻咽腔閉鎖訓練が嚥下時の鼻咽腔閉鎖につながるというエビデンスがいまだに乏しいということを踏まえたうえで，鼻咽腔閉鎖にかかわる筋を働かせる運動の代表的なものを列挙する（表1）．また，運動訓練の手技ではないが，訓練実施時に視覚的フィードバックを提供できる機器についても紹介する．

　なお，発話時には嚥下時ほど強固な鼻咽腔閉鎖が要求されず[2]，発話時と嚥下時の軟口蓋の運動様相は異なる[3]ことから，発話が嚥下訓練の手段として用いられることは少ない．そのため，発話訓練はここでは含めない．

表1　鼻咽腔閉鎖訓練の具体例
1. 持続的陽圧呼吸療法（CPAP療法）
2. 息を吹く動作による訓練
3. プッシング／プリング訓練（pushing & pulling exercises）
4. 視覚的フィードバック機器の利用

> **Chapter 3の確認事項** ▶ eラーニング スライド3
> 1. 鼻咽腔閉鎖訓練にはどのような方法があるかを理解する．

Chapter 4　持続的陽圧呼吸療法（CPAP療法）[2]（図2） →（eラーニング ▶ スライド4）

　本法は，睡眠時無呼吸症候群の治療に用いられるCPAP療法を鼻咽腔閉鎖訓練に転用した抵抗運動手技である．呼気圧-呼気流装置を用い，陽圧空気を持続的に経鼻的に送ることで鼻咽腔閉鎖に関与する筋に抵抗をかける方法で，徐々に抵抗を増やして8週間トレーニングを継続するプロトコールが提唱されている[4]．この方法は，筋力を増強させるのに有効であったと報告されている[4,5]．

> **Chapter 4の確認事項** ▶ eラーニング スライド4
> 1. 持続的陽圧呼吸療法がどのような手技かを理解する．

Chapter 5　息を吹く動作による訓練，プッシング／プリング訓練（表2）
→（eラーニング ▶ スライド5）

　ここでは，息を吹く動作と物を押したり（プッシング；pushing），物を引き上げたり（プリング；pulling）して上肢に力を入れる動作で起こる鼻咽腔閉鎖を利用した訓練を列挙する[6]．日常生活の動作を

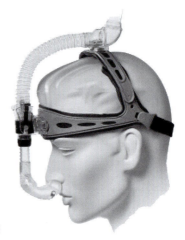

図2 持続的陽圧呼吸療法（CPAP療法）（西尾，2022.[2]）

表2 息を吹く動作による訓練とプッシング／プリング訓練

息を吹く動作による訓練	①ブローイング訓練 　コップやペットボトルに入れた水をストローで持続的に泡立てる ②ろうそくを吹き消す，または吹き消す真似をする ③ティッシュペーパーを手に持って息を吹きかけたり，ちぎったティッシュペーパーを吹き飛ばしたりする ④笛や巻き笛を吹く ⑤シャボン玉を飛ばす
プッシング／プリング訓練	①上肢に力が入る効果的な動作を選ぶ 　壁を押す，座っている椅子を引っ張り上げる，こぶしを突き出す，胸の前で指を掛けるように腕を組んで左右に引く，など ②動作に声を伴わせてもよい

取り入れるので，手軽でよく利用されているが，嚥下時の鼻咽腔閉鎖改善への寄与は疑問視されている．

しかしながら，吹く動作（呼気を口から出す行為）は，呼吸機能や口腔内圧を高める練習につながり，力を入れて押す動作（プッシング）や物を引っ張り上げる動作（プリング）は喉頭の閉鎖を促す効果があるため（後述），訓練目的によっては非常に有効な方法である．ただし，息を吹く訓練は，過剰に行うと過呼吸を引き起こす危険性がある．また，力を入れる訓練は血圧を上昇させるため，高血圧や心疾患がある症例に対しては注意が必要である．

▶ Chapter 5の確認事項 ▶eラーニング スライド5

[1] 息を吹く動作による訓練，プッシング訓練，プリング訓練がどのような効果をもつかを理解する．

▶ Chapter 6　**視覚的フィードバック機器の利用**（図3）→（eラーニング ▶ スライド6）

鼻咽腔閉鎖の程度を視覚的にフィードバックする方法はいくつか存在する．最も簡便な方法は鼻息鏡と呼ばれる目盛りつきステンレス板を外鼻孔の下方に当て，鏡の曇り具合を示す方法である．そのほか，外鼻孔からの呼気の漏出によって浮きが上下するSee-Scape（米国，PRO-ED Inc.），呼気の鼻漏出量を経時的に定量化できるナゾメータ，鼻腔からカメラを挿入する内視鏡（嚥下評価に用いる内視鏡カメラで鼻咽腔を観察）などが利用できる．

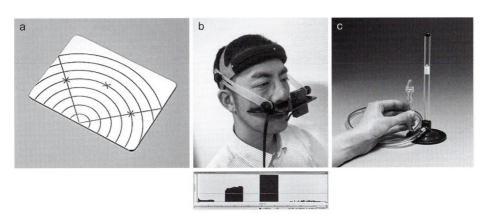

図3 視覚的フィードバック機器の利用
a. 鼻息鏡.
b. ナゾメータ．機器の装着（上）と呼気鼻漏出波形（下）．写真は米国 Kay 社製ナゾメータⅡ6450.
c. シースケープ（See-Scape）．（米国 pro-ed 社）

Chapter 6 の確認事項 ▶ e ラーニング スライド 6

1. 鼻咽腔閉鎖程度を視覚的にフィードバックするおもな方法を理解する．

▶ Chapter 7　咽頭収縮訓練 → （e ラーニング ▶ スライド 7）

　咽頭期において，咽頭壁は三つの役割を果たす．そのなかでも特に重要なものが，嚥下圧の生成源となる咽頭収縮（舌根部と咽頭壁の接触）である（表3）．この接触が不足すると，食塊を下方向へ押し込む力（駆出力）が生まれず，食塊の咽頭残留（咽頭のクリアランスの低下），誤嚥，逆流につながる．

表3　咽頭期における咽頭収縮の役割

①軟口蓋との接触による鼻咽腔閉鎖
②舌根部との接触による嚥下圧の生成
③上咽頭から下咽頭に向かう咽頭収縮筋の連続的収縮（咽頭の蠕動様運動とも呼ばれる）による食塊の押し下げ

Chapter 7 の確認事項 ▶ e ラーニング スライド 7

1. 咽頭収縮の役割三つを理解する．
2. 咽頭と舌根部とが接触することによってどのような効果が生まれるかを理解する．

▶ Chapter 8　前舌保持嚥下法，SALR → （e ラーニング ▶ スライド 8）

　咽頭収縮筋は随意筋ではないため，長い間，意図的な収縮訓練の対象とは考えられなかった．そのため，鼻咽腔閉鎖不全に対しては軟口蓋の挙上訓練，舌根部と咽頭壁の接触不全に対しては，舌の後退運動訓練が主体であったが，現在，咽頭壁の動きを改善（嚥下造影側面画像上では，咽頭壁の前方隆起を

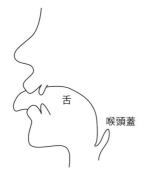

図4 前舌保持嚥下法
(Fujiu, Logemann, 1996.[9])

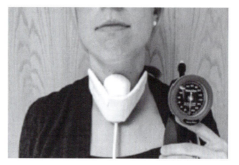

図5 SALR (swallowing against laryngeal restriction)
(Agrawl, et al., 2018.[10])

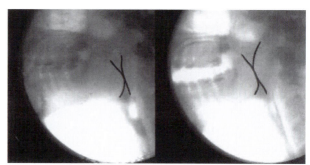

図6 VF側面画像の比較　　舌保持　なし　　　　舌保持　あり

増大)させる可能性のある手法として，前舌保持嚥下法(tongue-hold swallow)[8,9]やSALR(swallowing against laryngeal restriction)[10]が提唱されている．前舌保持嚥下法(図4)は，突出させた舌の前部を前歯で挟んで固定し，嚥下する方法である．舌前方保持嚥下法，tongue holding maneuver, tongue-hold swallow, Masako maneuver, Masako法などとも呼ばれている．SALR(図5)は，専用の装置を頸部に装着し，喉頭挙上に抵抗を加えながら嚥下を繰り返す訓練法で，咽頭収縮を促す以外に，舌骨と喉頭の挙上(前上方移動)や食道入口部開大の改善が期待できると報告されている．

▶ Chapter 8の確認事項 ▶ eラーニング スライド8

1 前舌保持嚥下法の概要を理解する．
2 SALRの概要を理解する．

▶ Chapter 9　**前舌保持の有無と嚥下時の咽頭壁隆起の比較(VF側面画像)**
→ (eラーニング ▶ スライド9)

　健常者で，舌を保持しない嚥下(通常嚥下)と舌を保持する嚥下(前舌保持嚥下)をVF側面像で比較すると，前舌保持嚥下で咽頭壁の前方突出(隆起)度が増すことがわかる(図6)．舌を固定した状態で嚥下する前舌保持嚥下法には，咽頭壁を前方へ引き出す働きがあるため，訓練として繰り返すことで，咽頭壁の動きを改善させる効果が期待できる．しかし，訓練効果，至適訓練量や訓練期間に関するデー

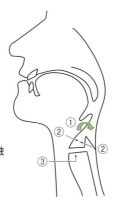

図7 嚥下時にみられる喉頭閉鎖の三つのレベル
1. 喉頭蓋レベル（①）
   喉頭蓋が反転
2. 声門上部レベル（②）
   喉頭蓋基底部と披裂軟骨が接触
3. 声門レベル（③）
   両声帯が接近して声門が閉鎖

タはまだ得られていない．舌の動きを阻害する本手技は，あくまでも訓練法であり，実際の摂食嚥下時に用いるものではない．誤解のないよう，実施や指導には十分な注意が必要である[9]．

▶ Chapter 9の確認事項 ▶ eラーニング スライド9

1 前舌保持嚥下法の効果，注意点などを理解する．

▶ Chapter 10 喉頭閉鎖訓練 → (eラーニング ▶ スライド10)

　咽頭期の喉頭閉鎖は，喉頭蓋レベル，声門上部レベル，声門レベルの3レベルで起こる強固な気道防御機能である（図7）．声門上レベルとは，喉頭前庭の閉鎖で，嚥下造影側面画像上では喉頭蓋基部と披裂軟骨の接触として映る．

▶ Chapter 10の確認事項 ▶ eラーニング スライド10

1 喉頭閉鎖の三つのレベルを理解する．

▶ Chapter 11 喉頭蓋レベルの閉鎖訓練 → (eラーニング ▶ スライド11)

　喉頭蓋レベルの閉鎖は喉頭蓋の反転によって成立するが，喉頭蓋は能動的に倒れる部位とはいいがたいので[11]，喉頭蓋の反転を引き起こす他部位の動きが不可欠である（表4）．喉頭蓋の反転を促すには，嚥下咽頭期の舌根部の後退運動を促す訓練，舌骨の前方移動を促す訓練，喉頭の挙上を促す訓練，嚥下

表4　喉頭蓋レベルの閉鎖訓練

＊喉頭蓋の反転に直接的に働きかける訓練はない
　（喉頭蓋は能動的に倒れる部位ではない）
＊喉頭蓋の反転を促すために必要な他部位の運動訓練
　①舌根部の後退運動を促す訓練
　②舌骨の前方移動を促す訓練
　③喉頭の挙上（前上方への移動）を促す訓練
　④舌根部と咽頭壁の接近／接触を促す訓練
　　（食塊を下方向に押し込む駆出力を増大させる）

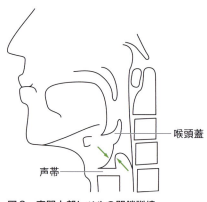

図8 声門上部レベルの閉鎖訓練
（Logemann著，道ほか監訳，2000．[1]）

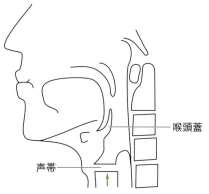

図9 声門レベルの閉鎖訓練（Logemann著，道ほか監訳，2000．[1]）

圧を生成する舌根部と咽頭壁の接触を促す訓練（食塊を下方向に押し込む駆出力をつくる）が必要となる（それぞれの訓練法については，別途eラーニング該当コースを参照）．

▶ Chapter 11の確認事項 ▶ eラーニング スライド11

1. 喉頭蓋の閉鎖機序を理解する．
2. 喉頭閉鎖を促す訓練法を理解する．

▶ Chapter 12　声門上部レベルの閉鎖訓練 (図8) → （eラーニング ▶ スライド12）

　声門上部（喉頭前庭）の閉鎖は，喉頭閉鎖のなかで最も確実で大切な閉鎖レベルである．喉頭蓋が反転しなくても，声門上部の閉鎖が確実であれば誤嚥は起こらない．

　閉鎖訓練は，以下の①〜③を1セットとして，1セッション約5分，毎日5〜10セッションの頻度で実施する[1]．

　①1秒間息を止め，力み，吐く．
　②自分の座っている椅子を両手で下に押す動作をしながら数秒間力んで吐く．
　③さらに，椅子を上に引き上げながら数秒間力んで吐く．

　この訓練は，かなり力を入れるので，高血圧患者や心疾患患者への適応は気をつけなければならない．また，声門上部レベルの閉鎖不全の背景に喉頭挙上低下がある場合は，喉頭挙上訓練も行う必要がある．

▶ Chapter 12の確認事項 ▶ eラーニング スライド12

1. 声門上部の閉鎖機序とその役割を理解する．
2. 声門上部閉鎖機能を向上させる訓練方法を理解する．

Chapter 13　声門レベルの閉鎖訓練（図9）→（eラーニング▶スライド13）

声門レベルの閉鎖訓練には，両声帯の接近（内転）を促す発声法を利用する[1]．
まず，以下の①〜②を1セットとして3回繰り返し，毎日5〜10回訓練する．
① 自分が座っている椅子を片手で押しながら，できるだけ澄んだ声で「アー」を5回発声．
② 続いて，声帯を強くぶつけるように「アー」を5回発声（硬起声発声）．

そのほか，鼻咽腔閉鎖訓練で示したプッシング／プリング動作をしながらの発声訓練を行う．たとえば，自分が座っている椅子を両手で引き上げるようにしながら持続発声をする．はじめは，硬起声発声で「アー」と強く発声し，続いてできるだけ澄んだ声で5〜10秒間発声する．最後に，息を大きく吸って止め，できるだけ強く咳をする訓練を加える．この訓練も毎日5〜10セッションの頻度で実施する．

▶ Chapter 13の確認事項 ▶ eラーニング スライド13

1. 声門閉鎖訓練の概要を理解する．

文　献

1) J.A. Logemann 著，道 健一，道脇幸博監訳：Logemann 摂食・嚥下障害．医歯薬出版，東京，2000．
2) 西尾正輝：ディサースリア臨床標準テキスト第2版．医歯薬出版，東京，189-192，2022．
3) 舘村 卓：口蓋帆・咽頭閉鎖不全その病理・診断・治療．医歯薬出版，東京，105-107，2012．
4) Kuehn DP, Moon JB：Levator veli palatini muscle activity in relation to intraoral air pressure variation. J Speech Hear Res, 37：1260-1270, 1994.
5) 原 久永，舘村 卓，高 英保，森本知花，平田創一郎，米田真弓，和田 健：持続的鼻腔内陽圧負荷装置を用いた鼻咽腔閉鎖機能賦活法（CPAP療法）のnasalanceによる評価．日口蓋誌，23：28-35，1998．
6) 日本摂食・嚥下リハビリテーション学会医療検討委員会：訓練法のまとめ（2014版）．日摂嚥下リハ学会誌，18（1）：55-89，2014．
7) 西尾正輝：ディサースリアの基礎と臨床　第3巻　臨床応用編．インテルナ出版，東京，81-82，2006．
8) Fujiu M, Logemann JA, Pauloski BR：Increased postoperative posterior pharyngeal wall movement in patients with anterior oral cancer: Preliminary findings and possible implications for treatment. Am J Speech Lang Pathol, 4：24-30, 1995.
9) Fujiu M, Logemann JA：Effect of a tongue-holding maneuver on posterior pharyngeal wall movement during deglutition. Am J Speech Lang Pathol, 5：23-30, 1996.
10) Agrawl D, Kern M, Edeani F, et al.：Swallow strength training exercise for elderly：A health maintenance need. Neurogastroenterol Motil, 30：e13382, 2018.
11) 金子芳洋訳：摂食・嚥下メカニズムUPDATE　構造・機能からみる新たな臨床への展開．医歯薬出版，東京，58-62，2006．

第4分野
摂食嚥下リハビリテーションの介入
I. 口腔ケア・間接訓練
16―間接訓練：各論

47 発声訓練

Lecturer ▶ 福岡達之
広島国際大学総合リハビリテーション学部
リハビリテーション学科教授

学習目標 Learning Goals

- 発声発語のしくみがわかる
- 発声発語機能と摂食嚥下機能の違いがわかる
- 声の印象から生理的異常と嚥下障害が推測できる
- 構音（発語）の印象から口腔・咽頭機能の状態が推測できる
- 構音（発語）訓練の目的・適応・方法を理解する
- 裏声発声法の目的・適応・方法を理解する
- Lee Silvermann音声治療の目的・適応・方法を理解する

▶ Chapter 1　はじめに → (eラーニング ▶ スライド1)

　本章では，間接訓練として実施できる発声訓練について解説する．発声発語と摂食嚥下はそれぞれ機能や運動は異なるが，口腔，咽頭，喉頭，呼吸器など多くの末梢器官を共有している[1,2]．そのため，摂食嚥下障害のスクリーニングや間接訓練として，発声発語機能の評価や訓練が有効な場合がある．ここでは，発声発語のしくみと摂食嚥下機能との相違を解説し，発声発語機能の評価と訓練の方法について紹介する．

▶ Chapter 2　発声発語のしくみ → (eラーニング ▶ スライド2)

　発声発語機能は，「呼吸（呼気流）」「発声」「構音」の三つのプロセスからなっている（図1）．呼吸器官（肺・気管）は，音の音響エネルギー源となる呼気流を生成する．呼気流は気管の上部にある喉頭内を通過する際，声帯の開閉運動（声帯振動）によって話し言葉の音源となる喉頭原音に変換される．この場合，適度な声帯閉鎖が必要で，反回神経麻痺などで閉鎖が不十分であると息漏れによって声がかすれる（気息性嗄声）．また，声帯閉鎖が強すぎても息こらえのような状態で発声が困難となる．構音器官は音声の共鳴腔であり，下顎，口唇，舌，軟口蓋などの諸器官が声道の形や大きさを変えることによってさまざまな音を作り出している．鼻咽腔は口腔と鼻腔の間の通路で，安静呼吸時は開放されて鼻からの空気の通路になっている．しかし，通鼻音（マ行，ナ行，ン）以外の音を産生するときは，軟口蓋や咽頭壁の筋群が収縮して鼻咽腔を閉鎖し，呼気の流れは口腔から出て行く．

▶ Chapter 2の確認事項 ▶ eラーニング スライド2対応

1. 発声発語機能は，「呼吸（呼気流）」「発声」「構音」の三つのプロセスからなっていることを理解する．

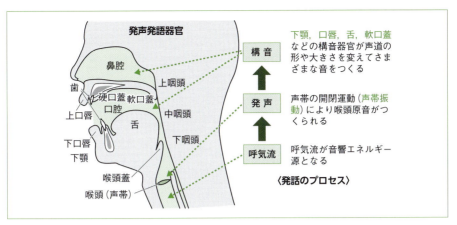

図1 発声発語のしくみ

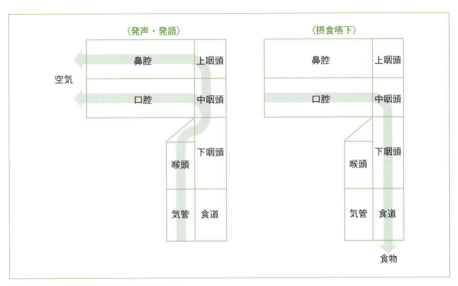

図2 発声発語と摂食嚥下の運動方向

▶Chapter 3　発声発語と摂食嚥下の運動方向 (図2) → (eラーニング▶スライド3)

　発声発語と摂食嚥下は共有する器官が同じであるが，その機能は大きく異なっている．まず，発声発語と摂食嚥下では運動する方向が逆である．発声発語では，肺からの空気が気管，喉頭，咽頭を通り，口腔または鼻腔から放出されるのに対し，摂食嚥下では飲食物が口腔に取り込まれ，咽頭を通過して食道，胃に送り込まれる．

Chapter 3の確認事項 ▶eラーニング スライド3対応

1. 発声発語と摂食嚥下について，運動機序に違いがあることを理解する．

表1　発声発語機能と嚥下機能の相違点

		発声発語機能	摂食嚥下機能
運動の方向		肺→気管→喉頭→咽頭→口腔／鼻腔	口腔→咽頭→食道→胃
運動の強度	声門閉鎖	呼気流が通過する適度な閉鎖	誤嚥防御のため仮声帯も強く閉鎖
	鼻咽腔閉鎖	音の種類によって軽く開閉	鼻咽腔逆流を防ぐため強く閉鎖
	舌運動	音の種類によって軽く運動	食塊を送り込むため口蓋に強く接触
運動の速度		高速な連続運動	比較的緩慢な運動
運動の変化		変化に富んだ正確な運動	定型的な運動
運動の惹起		随意的	準備期・口腔期は随意的 咽頭期は反射的

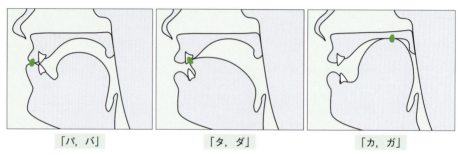

図3　日本語音の構音点

▶Chapter 4　発声発語機能と嚥下機能の相違点 (表1) → (eラーニング▶スライド4)

　各部位の運動の強度も，発声発語では軽く運動するのに対し，摂食嚥下では比較的強い運動が必要である[3]．発声発語と摂食嚥下に必要な力は異なり，最大の力を基準とすると，口唇，舌，声門の活動レベルは発声発語で10〜20％，摂食嚥下で30〜40％といわれている[4]．運動の速度や変化をみると，発声発語では高速で変化に富んだ正確な運動が必要であるが，摂食嚥下では比較的緩慢な定型的な運動である．また，運動の惹起は，発声発語は随意的だが，摂食嚥下の咽頭期は反射運動である．

▶Chapter 4の確認事項 ▶eラーニング スライド4対応

1　発声発語は高速な連続運動で随意的である一方，摂食嚥下運動は比較的緩慢な運動で，準備期，口腔期は随意的，咽頭期は反射的であることを理解する．

▶Chapter 5　日本語音の構音点 → (eラーニング▶スライド5, 6)

　図3に，各日本語音が産生される際の構音点を示す．「パ，バ」の構音は上下の口唇の閉鎖によってなされる．舌が歯茎部に接触すると「タ，ダ」，舌背が軟口蓋に接触すると「カ，ガ」の音になる．
　また，eラーニングのスライド6に，構音時のVF動画（音声なし）を示しているので参考にしてほしい（参照▶eラーニング）．
　ここでの構音はいずれも口腔内圧を高めて音を作り出す破裂音であり，軟口蓋が挙上し鼻咽腔は閉鎖

表2 声の印象から推測される異常と嚥下障害

声の印象		疑われる原因	推測される嚥下障害
声質	痰が絡んだようなゴロゴロした声（湿性嗄声）	声門付近に貯留物がある	喉頭侵入／誤嚥 喉頭の感覚低下
	かすれ声（気息性嗄声）	反回神経麻痺（声帯運動の障害）	嚥下時の声門閉鎖不良 嚥下中誤嚥 咳嗽力の低下
声の長さ	声が続かない 発話の短い途切れ	呼吸機能低下 反回神経麻痺（声帯運動の障害）	咳嗽力の低下 誤嚥物の喀出困難 嚥下と呼吸の協調障害
声の高さ	高低が出せない	上喉頭神経の障害	
共鳴	鼻にかかった声（開鼻声）	鼻咽腔閉鎖不全	鼻咽腔逆流 嚥下圧の低下
	鼻がつまった声（閉鼻声）	鼻炎，アデノイド肥大など	口呼吸 味覚低下

して呼気は口腔から出ている．「パ，タ，カ」は子音の /p/，/t/，/k/ に母音の /a/ がついており，この場合の舌の位置は低く口腔内のスペースは広くなる．母音の /i/ では，舌の位置は高くなり，口腔内のスペースは狭くなる．各構音点において，高速で正確な運動が観察されるが，それらの運動は軽く時間も短い．摂食嚥下時のVFで観察される準備期，口腔期の運動とは様相が異なる．

▶ Chapter 5の確認事項 ▶ eラーニング スライド5，6対応

1 日本語音のおおよその構音点と特徴を理解する．

▶ Chapter 6　声の印象から推測される異常と嚥下障害（表2）
→（eラーニング ▶ スライド7）

　発声は喉頭内の声帯を呼気が通過するときに起こる．その声の印象から，喉頭機能の状態や嚥下時の問題点を推測することができる．声の印象（声質）が食事中にゴロゴロした声（湿性嗄声）に変わったとき，声帯付近に唾液や飲食物の残留など貯留物があることが疑われる．咳払いを促したり，吸引したあとに「あー」と発声してもらい，ゴロゴロした声が消失するかどうか確かめるとよい．

　声質がかすれ声（気息性嗄声）の場合，声門閉鎖不全が疑われる．誤嚥の危険性を察知して慎重に摂食訓練を進めたほうがよい．

　発話時の声が続かない場合は，呼吸機能や声門閉鎖に問題がある．そのため，喉頭侵入や誤嚥が生じたとき，咳払いで唾液や痰，飲食物などを喀出することが困難になる．最長発声持続時間（maximum phonation time；MPT）は，できるだけ長く「あー」を持続発声してもらう方法であり，3回計測したうちの最長時間を評価する．MPTの平均は男性で30秒，女性で20秒ほどであり，男性では14秒以下，女性では9秒以下を異常とする[3]．声の高低の調節が困難な場合，上喉頭神経の障害が疑われる．声の長さや高さに異常がみられる場合には，嚥下と呼吸の協調障害にも注意したい．

　声の響きが鼻にかかった印象（開鼻声）は，鼻咽腔閉鎖不全によって起こる．飲食物の鼻咽腔逆流の可能性がある．また鼻が詰まった印象（閉鼻声）は鼻炎やアデノイドの肥大などによって起こる．口呼

表3 構音（発語）の印象から口腔・咽頭機能を推測する

構音の印象	疑われる原因	推測される嚥下障害
パ行，バ行が不明瞭	口唇閉鎖不全	食物の取りこぼし 口唇からの流出 口腔内圧の低下
タ行，ダ行が不明瞭	舌尖挙上不良	食物のすくい上げ困難 口腔内の移送不良
カ行，ガ行が不明瞭	奥舌挙上不良	口腔保持不良 早期咽頭流入
パ行，バ行がマ行になる タ行，ダ行がナ行になる	鼻咽腔閉鎖不全（軟口蓋挙上不全）	鼻咽腔逆流 嚥下圧低下
イがエになる	舌の挙上不良／ボリューム不足	送り込み困難 口腔内残留

吸や嗅覚障害の原因となり，嚥下と呼吸の協調にも影響する．

▶ **Chapter 6の確認事項** ▶ eラーニング スライド7対応

1 声質の変化と摂食嚥下障害の相関を理解し，声質から疑われる具体的な障害の種類を理解する．

▶ **Chapter 7**　**構音（発語）の印象から口腔・咽頭機能を推測する**（表3）
　　　　　　　→（eラーニング ▶ スライド8）

　構音（発音）の印象から口腔・咽頭機能の状態を推測することができる．口唇閉鎖不全があるとパ行バ行が，舌尖の挙上不良があるとタ行ダ行が不明瞭になる．カ行ガ行が不明瞭になるのは奥舌と軟口蓋の閉鎖が不良なためであり，飲食物の口腔内保持が困難となり早期咽頭流入の可能性があるので注意を要する．バ行がマ行，ダ行がナ行に聞こえるときは鼻咽腔閉鎖不全が原因であり，鼻咽腔逆流が起こりうる．母音「い」が「え」のように歪む場合は，舌の挙上不良あるいは舌のボリューム不足によると考えられる．舌と口蓋の接触が不十分で送り込みが困難になり口腔内残留が起こる可能性がある．

▶ **Chapter 7の確認事項** ▶ eラーニング スライド8対応

1 構音から口腔・咽頭機能の状態を推測することができることを理解する．

▶ **Chapter 8**　**構音（発語）訓練の目的・適応・方法**（表4）→（eラーニング ▶ スライド9）

　間接訓練として発声発語訓練を行う目的は，口唇や舌，喉頭の運動機能を向上させることで嚥下機能の改善を図ることである．また，食事前の準備体操として行うこともできる．発声発語が可能な症例では全例に適応することができる．構音の訓練はおもに準備期，口腔期に問題がある症例に有効である．注意点としては，発声発語と摂食嚥下の運動は様相が異なるため，摂食嚥下時に必要となる運動を意識して，各構音の産生は，ゆっくり確実に力を入れて行うように指示する．

表4 構音（発語）訓練の目的・適応・方法

目的	間接訓練として発声発語訓練を行う意義は，口唇や舌，喉頭の運動機能を向上させることで嚥下機能の改善を図ることである．食事前の準備体操として行うこともできる
適応	間接訓練として全例に実施できる．特に準備期，口腔期に障害がある症例
方法	各音の産生に対象器官がどう動いているのかを認識させる．大きく正確な運動，速度よりも強度を目標とする．パ行バ行，タ行ダ行，カ行ガ行を含む構音の訓練を行う．音読ドリルを用いてもよい

表5 裏声発声法の目的・適応・方法

目的	裏声発声で高い声を出すと，喉頭が挙上する．喉頭の挙上量を増やすことで，嚥下時の食道入口部の開大を促し，咽頭残留を少なくする
適応	加齢や疾患により，喉頭の挙上量が低下し，食道入口部開大不全や咽頭残留がみられる症例
方法	できるだけ高い声で発声させる．最も高い声で数秒間持続．喉頭は嚥下時と同じ程度高く挙上する．裏声発声中に，手で軽く喉頭を挙上させて補助してもよい

▶ Chapter 8 の確認事項 ▶ eラーニング スライド9対応

1 発声発語訓練の目的・適応・方法を理解する．
2 構音訓練の目的・適応・方法を理解する．

▶ Chapter 9　裏声発声法の目的・適応・方法 （表5） → (eラーニング ▶ スライド10)

　裏声発声（ファルセット）で高い声を出すと喉頭が挙上する．これを利用して喉頭の挙上量を増やすことで，嚥下時に食道入口部の開大を促し，咽頭残留を少なくすることを目的として行う．加齢や疾患により，喉頭の挙上量が低下し，食道入口部開大不全や咽頭残留がみられる症例に適応がある．最も高い声を出して数秒間持続させる．このとき手指で喉頭挙上を補助してもよい．

▶ Chapter 9 の確認事項 ▶ eラーニング スライド10対応

1 裏声発声法の目的・適応・方法を理解する．

▶ Chapter 10　Lee Silvermann 音声治療（LSVT LOUD®）
　→ (eラーニング ▶ スライド11)

　Lee Silvermann 音声治療（Lee Silvermann Voice Treatment：以下，LSVT LOUD®）は，Parkinson 病患者を対象に開発された音声治療法である．大きな声を出す行為によって発声発語器官全般の機能を高め，声量の増大と発話明瞭度の改善を図る．
　治療の原則は，①集中的治療による声量の増大，②自己の生成する音声への集中力を高める，③治療効果維持のために発話行動への注意を高める，である．
　注意点として，LSVT LOUD®を施行するには，LSVT GROBALが主催する2日間の認定講習会に参加し認定を取得する必要がある．

表6 Lee Silvermann音声治療の目的・適応，方法

目的	発声発語器官全般の機能を高める．治療効果は口腔期の舌運動や嚥下反射惹起の改善，口腔・咽頭残留の減少など嚥下機能にも及ぶ
適応	Parkinson病など神経筋疾患に伴う発声発語障害および摂食嚥下障害
方法	1回1時間のセラピーを週4回，4週間，計16回集中的に行う ① 母音発声をできるだけ大きい声で長く続ける ② 「大きな高い声」「大きな低い声」を出す ③ 大きな声で話す

▶ Chapter 10の確認事項 ▶ eラーニング スライド11対応

 LSVT LOUD®の概要を理解する．

▶Chapter 11　Lee Silvermann音声治療の目的・適応・方法 (表6)
→ (eラーニング ▶ スライド12)

　LSVT LOUD®の効果は，音声機能だけでなく，口腔期の舌運動や嚥下反射惹起の改善，口腔・咽頭残留の減少など嚥下機能への波及も報告されている．Parkinson病など神経筋疾患に伴う発声発語障害および摂食嚥下障害の患者が適応となる．LSVT LOUD®は1回1時間のセラピーを週4回，4週間継続し，計16回の集中的な治療を行う[5]．

　治療の内容は，母音をできるだけ大きい声で長く発声する，高い声・低い声を大きく発声する，大きな声で発話する，などである．

▶ Chapter 11の確認事項 ▶ eラーニング スライド12対応

1 LSVT LOUD®の具体的治療内容を理解する．

文　献

1) 益田　慎，福岡達之：発声発語・摂食嚥下の解剖・生理学．メジカルビュー社，東京，2022．
2) 西尾正輝：ディサースリアと嚥下障害を同時に治療・訓練するアプローチ：MTPSSE．ディサースリア臨床研究，8：5-37，2018．
3) 福岡達之，藤原百合：発声・発語訓練．第4分野　摂食嚥下リハビリテーションの介入Ⅰ　口腔ケア・間接訓練 Ver.3（日本摂食嚥下リハビリテーション学会eラーニング対応），医歯薬出版，東京，92-98，2020．
4) 苅安　誠：神経原性発声発語障害．医歯薬出版，東京，2017．
5) 倉智雅子：特集／パーキンソニズムのリハビリテーション診療．パーキンソニズムの言語聴覚療法，MB Med Reha，248：31-38，2020．

第4分野 摂食嚥下リハビリテーションの介入
Ⅰ．口腔ケア・間接訓練
16—間接訓練：各論

48 準備期，口腔期に対する間接訓練

Lecturer ▶ 熊倉勇美
千里リハビリテーション病院顧問

学習目標 Learning Goals
- 準備期，口腔期に対する間接訓練の意義がわかる
- 準備期，口腔期に対する間接訓練の実施方法がわかる

Chapter 1　はじめに →（eラーニング ▶ スライド1）

　本章では，まず準備期，口腔期とはどのようなものを指しているのか，準備期，口腔期に障害がある場合の病態はどのようなものか，そして，その原因は何かについて触れる．次に，間接訓練の一般的な意義と，特に準備期，口腔期の障害に対する間接訓練について，それぞれ具体的な方法を示し，解説する．

Chapter 2　準備期，口腔期とは →（eラーニング ▶ スライド2）

　準備期，口腔期では，食物や水分を口腔内に取り込み，咀嚼し，唾液と混ぜ合わせて嚥下に適した物性に調整する．次に食塊は口腔内で舌背に集められる．舌尖は硬口蓋前方に押しつけられ，舌は中央にスプーン状のくぼみをつくり，そのまま食塊を咽頭に向けて押し込む．このとき，舌根部は前下方に移動し，下咽頭が開いて傾斜が作られ，圧が下がることで，食塊は咽頭に引き込まれる．前提として，これらの活動がスムースに行われるには，摂食者本人が意識清明で，認知に問題なく，食物や水分の取り込み，咀嚼・嚥下等への注意が向き，その注意が持続される必要がある．

　なお，通常の咀嚼嚥下ではプロセスモデル（第1分野参照）で示されるように，この2期を明確に区分できるものではない．

▶ **Chapter 2の確認事項** ▶ eラーニング スライド2対応

[1] 準備期，口腔期の特徴を理解する．

Chapter 3　準備期，口腔期に障害がある場合の病態 →（eラーニング ▶ スライド3）

　準備期，口腔期に障害がある場合の病態には，表1のようなものがある．食物の取り込みがうまくできない，取りこぼしが頻繁に起きる，口中に食物を取り込んでもうまく咀嚼できない，咀嚼しながら食塊の形成ができない，さらに咽頭に向かって食塊の送り込みができないなどである．

表1 準備期，口腔期に障害がある場合の病態

・取り込みの障害
・取りこぼし
・咀嚼困難
・食塊形成困難
・送り込みの障害

表2 準備期，口腔期の障害の原因

・口唇閉鎖の不良
・歯の欠損
・義歯の不適合
・咀嚼筋群の筋力低下・協調運動の障害
・舌の運動障害・感覚障害
・意識障害や認知症の症状と推測される食思低下や拒食など，また注意と注意持続の低下

▶ Chapter 3の確認事項 ▶eラーニング スライド3

1 準備期，口腔期に障害があるとどのような状態がみられるのかを理解する．

▶ Chapter 4　**準備期，口腔期の障害の原因** → (eラーニング▶スライド4)

準備期，口腔期の障害の原因には，**表2**のようなものがある．運動麻痺・感覚障害などのため口唇の閉鎖ができない，歯の欠損や義歯の不適合のため十分な咀嚼ができない，咀嚼筋群，具体的には咬筋，側頭筋，内側・外側翼突筋などの筋力低下，協調運動障害によってもうまく咀嚼できないということが起こる．さらに，舌の運動障害・感覚障害があると，咀嚼を含めて食塊形成が困難となり，咽頭に送り込むことが難しくなる．また，意識障害や認知症の一症状と推測される食思低下や拒食，また注意の持続が低下すると，うまく食べられないということが起こる．

▶ Chapter 4の確認事項 ▶eラーニング スライド4

1 準備期，口腔期の障害の原因を理解する．
2 原因ごとに，どのような障害が発現するのかを理解する．

▶ Chapter 5　**間接訓練とは**(表3) →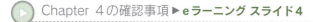

間接訓練の一般的な目的は，摂食嚥下関連器官に対して，食物を用いずに個々，あるいは全体的に働きかけることによって，各器官の機能，協調性の改善を図ることにある．間接訓練は食物を用いないので，基本的には窒息や誤嚥の危険性はゼロではなく，唾液の誤嚥などには十分注意を払う必要がある．

これらの訓練の適応は広く，さまざまな原因による摂食嚥下障害の訓練に用いられる．時期的には発症直後から直接訓練が行われ，経口摂取が可能となってからも用いられる．

表3 間接訓練とは

間接訓練の一般的な目的	摂食嚥下関連器官に対して，食物を用いずに，個々あるいは全体的に働きかけることによって各器官の機能，協調性の改善を図る
リスク	食物を用いないので，窒息や誤嚥の危険性が少ない
間接訓練の一般的な適応	1) 適応は広く，さまざまな原因による摂食嚥下障害に用いられる 2) 時期的には，発症直後から直接訓練が行われ，経口摂取が行われるようになってからも用いられる

> Chapter 5の確認事項 ▶ eラーニング スライド5対応

1. 間接訓練の定義，目的を理解する．
2. 間接訓練の適応，適応時期を理解する．

▶ Chapter 6　間接訓練の具体的な方法① 口唇と頬の訓練
→（eラーニング ▶ スライド6）

間接訓練の具体的な方法は以下のようなものがある．

① 口唇の閉鎖訓練（図1）

口唇が低緊張である場合，口唇に対して振動刺激，タッピングなどの手技を用いて緊張を高める．口唇に舌圧子を挟み，力を入れて閉鎖させ，抜けないように努力させる．さらに，上口唇と下口唇それぞれに上下方向に抵抗をかけ，数秒間保持させる（舌圧計：IOPIを用いることもできる）．

② 頬の筋力強化訓練（図2）

頬の筋力低下がある場合には，口唇を閉じたまま，両側の頬部を強くすぼめ，口角を横に引く．これを数秒ずつ繰り返す．

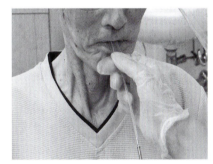

図1　口唇の閉鎖訓練

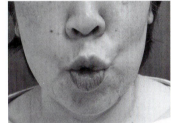 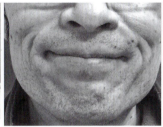

図2　頬の筋力強化訓練

> Chapter 6の確認事項 ▶ eラーニング スライド6対応

1. 口唇が低緊張である場合，頬の筋力低下がある場合の具体的な間接訓練の方法を理解する．

▶ Chapter 7　間接訓練の具体的な方法② 舌の訓練 →（eラーニング ▶ スライド7, 8）

舌筋が弛緩している場合は，振動刺激やタッピングを行い，緊張を高める．緊張が高い場合はマッサージやストレッチを加えて緊張を緩める．

① 舌尖の挙上訓練（図3）

開口させ，舌尖部を数秒間上顎前歯に強く押しつけさせる．舌の動きが得られにくい場合には，訓練者が手袋を用いて圧排するなどして，慎重に舌の動きを誘導したり，バイトブロックなどを用いて下顎を開口位に保つなどを試みる．また，舌尖部の動きを必要とする「タ行，ダ行，ナ行」などの発音練習も高頻度で行う．十分に舌尖部が力強く動いているかどうかを患者にフィードバックする．

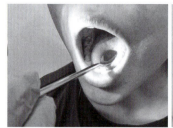 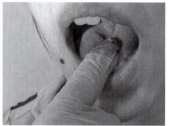

図3　舌尖の挙上訓練

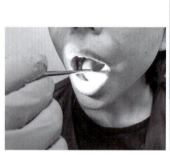 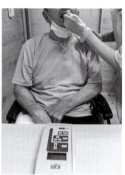

図4　舌背の挙上訓練

② 舌背の挙上訓練（図4）

　舌圧子やスプーン，あるいは訓練者がゴム手袋をはめた指を舌背に置き，軽く圧迫する．患者はその力に抗して持ち上げる努力をし，数秒間保持する．舌圧計（IOPI）を使えば，舌尖部，舌背部の力，持続時間などから，訓練の効果を数値で調べることもできる．

> ▶ Chapter 7の確認事項　▶eラーニング スライド7，8対応
>
> 1 舌筋が弛緩している場合，緊張している場合の対応法をそれぞれ理解する．
> 2 舌尖挙上訓練の概要を理解する．
> 3 舌背挙上訓練の概要を理解する．

▶ Chapter 8　間接訓練の具体的な方法③　開口・閉口訓練
→（eラーニング▶スライド9，10）

　開口・閉口訓練を行う前に，事前に噛み合わせを含め，頭頸部に過緊張を起こさないよう座位，ポジショニングに十分注意する（図5）．顎関節の拘縮や脱臼のために痛みがあり，開口・閉口ができない，またはその疑いがある場合は，歯科・口腔外科医に相談する．

　その後，咬筋や側頭筋のマッサージを行い，まず筋緊張を落としてからゆっくり開口・閉口をさせ，次に下顎を前進・後退させたり，左右に動かす．うまく動かない場合は，訓練者が手で介助し，徐々に可動域を広げる．閉口がうまくできない場合は，下顎の臼歯部に両手の親指を当て，抵抗を加えながら，ゆっくり自力で閉口させる．十分に力が入らない場合には，これも訓練者が手で介助し，閉口を促す（図6）．

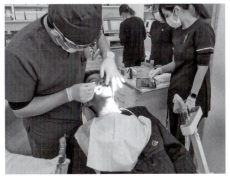

図5　開口・閉口訓練①

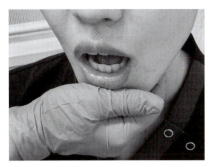

図6　開口・閉口訓練②

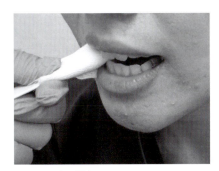

図7　咀嚼の訓練

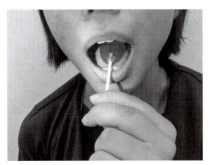

図8　送り込みの訓練

> Chapter 8の確認事項 ▶ eラーニング スライド9，10
>
> 1 開口・閉口訓練を行う前の注意点を理解する．
> 2 開口・閉口訓練の進め方を理解する．

▶ Chapter 9　間接訓練の具体的な方法④　咀嚼・送り込みの訓練
→ (eラーニング ▶ スライド11，12)

① 咀嚼の訓練（図7）

　最初は何も口中に含まず，模擬的に咀嚼運動をゆっくり行わせる．ある程度リズミカルな運動ができるようになれば，ガーゼを臼歯部に置いて噛ませるか，舌圧子を用いてもよい．次にガムなどを使い，誤って飲み込まないようにガーゼで包んだものを使うが，左右の臼歯部に噛むものを置いて，訓練者がそれを移動させ，それぞれの側で咀嚼を行わせる．舌の自発的な動きが得られれば，患者に口中を左右に移動させ，咀嚼させるようにする．

② 送り込みの訓練（図8）

　模擬的に舌尖部を上顎前歯に当て，舌の中央にくぼみを作り，徐々に硬口蓋に沿って後方に動かし，空気を嚥下させる．棒つきのキャンデーを舐めさせ，送り込みの練習をするのもよいが，甘いものを口に入れることで，多量の唾液が分泌されるので，流涎や誤嚥に十分注意して行う必要がある．

Chapter 9の確認事項 ▶eラーニング スライド11,12対応

1 咀嚼・送り込みの訓練方法を理解する．

文　献

1) 熊倉勇美：3. 訓練「摂食嚥下障害に対する直接訓練と間接訓練に対する考え方．才藤栄一，植田耕一郎監修，摂食嚥下リハビリテーション，第3版，医歯薬出版，東京，194-195，2016．

第4分野 摂食嚥下リハビリテーションの介入
Ⅰ. 口腔ケア・間接訓練
16―間接訓練：各論

49 咽頭期に対する間接訓練：Thermal tactile stimulation・Shaker訓練・治療機器

Lecturer ▶ 椎名英貴
森之宮病院リハビリテーション部部長

学習目標 Learning Goals

- 咽頭期障害の特徴がわかる
- Thermal tactile stimulationの目的，適応がわかる
- Thermal tactile stimulationの実施方法がわかる
- Thermal tactile stimulationの効果がわかる
- Shaker訓練の目的，適応がわかる
- Shaker訓練の実施方法がわかる
- Shaker訓練の効果がわかる
- 舌骨上筋群の強化練習の実施方法がわかる
- 舌骨上筋群の強化練習の効果がわかる
- 電気刺激療法の目的，適応がわかる
- 非侵襲的脳刺激法（NIBS）の目的，適応がわかる

▶ Chapter 1　咽頭期の障害と咽頭期の訓練 → (eラーニング ▶ スライド2)

摂食嚥下のプロセスのなかで，咽頭期の障害は誤嚥に直接結びつき，摂食嚥下障害の中核的な問題である．咽頭期の問題としては，以下の点があげられる．

① 嚥下反射が惹起されにくい
② 嚥下反射による運動が不十分

これらの結果，食塊の咽頭移送と嚥下反射惹起の時間的なずれ，咽頭の食塊残留，誤嚥（嚥下前・中・後）が生じる（図1）．

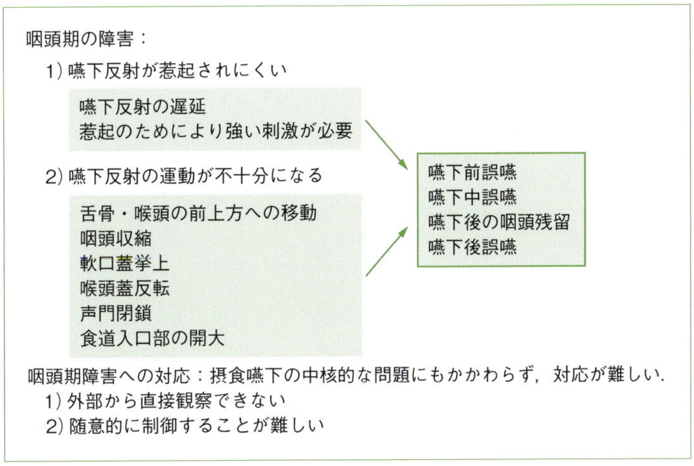

咽頭期の障害：
1) 嚥下反射が惹起されにくい
　　嚥下反射の遅延
　　惹起のためにより強い刺激が必要
2) 嚥下反射の運動が不十分になる
　　舌骨・喉頭の前上方への移動
　　咽頭収縮
　　軟口蓋挙上
　　喉頭蓋反転
　　声門閉鎖
　　食道入口部の開大
→ 嚥下前誤嚥
　嚥下中誤嚥
　嚥下後の咽頭残留
　嚥下後誤嚥

咽頭期障害への対応：摂食嚥下の中核的な問題にもかかわらず，対応が難しい．
1) 外部から直接観察できない
2) 随意的に制御することが難しい

図1　咽頭期の障害と咽頭期の訓練

> Chapter 1 の確認事項 ▶ e ラーニング スライド2対応

1 咽頭期障害の要点を理解する．

1 Thermal tactile stimulation

▶ Chapter 2　概　要 →（e ラーニング ▶ スライド3）

　Thermal tactile stimulation は嚥下反射が惹起しやすくなることを目的とし，口腔の後方（特に前口蓋弓）を冷却した刺激子で軽く圧をかけながら刺激する方法である（表1）[1]．Thermal tactile stimulation 以外にも thermal stimulation，tactile thermal application などの用語が用いられ，日本語では冷圧刺激法，寒冷刺激法，前口蓋弓冷圧刺激法，また「のどのアイスマッサージ」などが用いられている．

表1　Thermal tactile stimulation の概要

目的	・嚥下反射の惹起を早める．
用語	・Thermal tactile stimulation, tactile thermal application, thermal stimulation など． ・日本語：冷圧刺激法，寒冷刺激法，前口蓋弓冷圧刺激法，また「のどのアイスマッサージ」など．
方法	・口腔の後方，特に口蓋弓を冷却した刺激子で軽く圧をかけながら刺激する．

> Chapter 2 の確認事項 ▶ e ラーニング スライド3対応

1 Thermal tactile stimulation の目的，考え方を理解する．

▶ Chapter 3　作用機序，適応 →（e ラーニング ▶ スライド4）

・**作用機序**：前口蓋弓をはじめとした口腔後方部に対しての温度覚，触圧覚の刺激により嚥下反射惹起が促通される．刺激子が凍らせた綿棒のような場合には，刺激時に溶けた少量の冷水，味覚がさらに刺激として加わる．これらの刺激が相乗的に作用している可能性もある[2]．神経生理学的な作用機序としては不明な部分も多いが，これらの刺激により感覚受容器の感受性が高まり嚥下反射が惹起されやすくなる．もしくは，これら末梢からの複合的な感覚入力が嚥下中枢の閾値を低下させる，と想定されている（図2）．

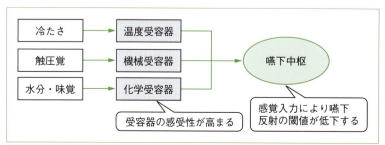

図2　Thermal tactile stimulation の作用機序

- **適応**：嚥下反射惹起までに時間がかかる患者に対して適応がある．誤嚥リスクが高く，間接訓練のみで食物の使用には至っていない症例や，直接訓練を開始している症例で嚥下反射の惹起に遅延がみられる場合も対象となる．

▶ Chapter 3の確認事項 ▶ eラーニング スライド4対応

1. Thermal tactile stimulationの作用機序，適応を理解する．

▶ Chapter 4　**具体的方法**（図3）→（eラーニング ▶ スライド5）

　患者に開口してもらい，冷却した刺激子により前口蓋弓基底部から中央に向け数回，軽く圧を加えながら刺激する．刺激後は閉口し，指示に従える場合は空嚥下を促す．嚥下反射惹起後，次の刺激を行う．直接訓練と組み合わせて使用する場合は，冷圧刺激を行った直後に食物を口に取り込ませ，嚥下を促す．原法では，刺激部位は前口蓋弓とされている．しかし，前口蓋弓以外にも奥舌，軟口蓋，咽頭後壁で同様な反応が生じる．一施行の刺激回数[3]や訓練頻度，訓練期間による効果の差は実証的なデータとしては明らかではない．患者の反応をみながら刺激部位，刺激回数などを調整する．

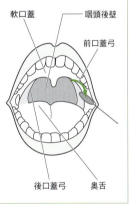

図3　Thermal tactile stimulationの手順

▶ Chapter 4の確認事項 ▶ eラーニング スライド5対応

1. Thermal tactile stimulationの具体的方法を理解する．

▶ Chapter 5　**用具（刺激子）**（図4）→（eラーニング ▶ スライド6）

　用具については，原法では冷却した小児用間接喉頭鏡（size 00）を刺激子として使用することが推奨されている．そのほかにも，刺激子として柄の長い金属製の小さなスプーンやスポイトに水を入れ凍らせたものも同様に使用可能である．また，綿棒に水，レモン水等を含ませたものを凍らせて使用する場合もある．

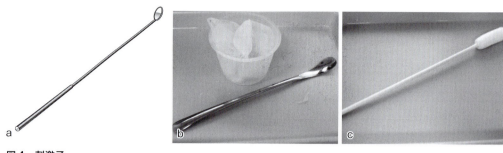

図4 刺激子
a：間接喉頭鏡
b：金属製スプーン．氷水で冷却して使用．空気中での刺激子の温度上昇は速いので，氷水より出したらすばやく使用する．
c：綿棒．水を含ませ冷凍庫で冷凍させ使用．氷片が粘膜を傷つけないように，使用直前に水にくぐらせる．

▶ Chapter 5の確認事項 ▶ eラーニング スライド6対応

1. Thermal tactile stimulationにどのような道具を用いるのかを理解する．

▶ Chapter 6　注意，禁忌 (表2) → (eラーニング▶スライド7)

　Thermal tactile stimulationは口蓋弓を刺激するため，催吐反射（gag reflex）が亢進していると実施できない場合がある．また，咬反射が強い場合には，刺激子を噛み込み，けがにつながる恐れがある．両者とも，刺激の与え方を段階的に調整する．咬反射が強い場合は，刺激子の柄に軟らかい緩衝材を巻きつけるなどの工夫が必要である．誤嚥リスクが高く，唾液誤嚥がある重症例では，練習中に唾液を誤嚥する可能性が高い．このため，開始前に口腔ケアを行い口腔内の衛生管理に努める．また，凍った綿棒を使用する場合には，咽頭内に過剰な水分が流入しないよう配慮が必要である．

▶ Chapter 6の確認事項 ▶ eラーニング スライド7対応

1. 実施時の注意，禁忌を理解する．

表2　Thermal tactile stimulationの注意点

催吐反射が強い場合	・刺激は段階的に与え適度な強度を判断する ・反射が亢進している場合には行えない場合がある
咬反射が強い場合	・刺激子を強く噛み込み，けがにつながる恐れがある ・咬反射の強さを考慮しながら慎重に行う ・刺激子の柄を柔軟なものでカバーするなどの工夫が必要
重症例：唾液嚥下でむせが目立つような場合	・誤嚥リスクが高く練習中に唾液誤嚥する可能性が高い ・開始前の口腔ケアを励行，衛生管理に努める ・刺激子からの過度の水分流出に配慮する

▶Chapter 7　効　果 →（eラーニング▶スライド8）

　Thermal tactile stimulationには，即時効果が認められている[1, 4]．嚥下反射の遅延がみられる症例では，刺激直後に咽頭期嚥下の開始が早くなる．しかし，長期的な実施により嚥下反射の反応時間が短縮するという明確な根拠はみられない[5]（表3）．ランダム化比較試験によるメタアナリシスでは，thermal tactile stimulationをはじめとした口腔内刺激による治療効果は明確ではない[6]．

表3　Thermal tactile stimulationの効果

即時効果あり	・脳卒中患者で，TTS直後の嚥下で嚥下反射惹起までの時間が短縮される[1, 4]
長期効果は懐疑的	・一事例実験（ABABデザイン）で1週ずつ合計4週間の治療期間，7人中2人に治療後の嚥下反射惹起に改善がみられたが，全体的には長期効果は明確ではない[5] ・長期的に刺激量と効果の関係を検討，刺激量の効果は明確ではない[3] ・ランダム化比較試験によるメタアナリシスでは，thermal tactile stimulationをはじめとした口腔内刺激による治療効果は明確ではない[6]

Chapter 7の確認事項 ▶eラーニング スライド8対応

1. Thermal tactile stimulationの効果に関する報告を理解する．

Shaker訓練

▶Chapter 8　概　要 →（eラーニング▶スライド9）

　Shaker（シャキア）訓練は，医師Reza Shakerによって考案された間接訓練である．咽頭期障害を呈する患者のなかには，舌骨・喉頭の前上方への挙上が不十分で，そのことにより食塊の咽頭部への残留，誤嚥を引き起こすタイプがある．このような問題に対して舌骨・喉頭の挙上に責任をもつ舌骨上筋群を強化し，食道入口部の開大を得ることで咽頭下部の残留，誤嚥を改善させようとする訓練法である[7, 8]．舌骨上筋群の強化のために頭部の挙上を行うことから（図5），head raising exercise（頭部挙上訓練）とも呼ばれている．

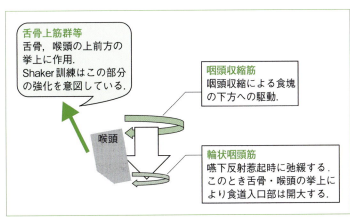

図5　Shaker訓練の概要

> Chapter 8の確認事項 ▶ eラーニング スライド9対応

1 Shaker訓練の適応，目的を理解する．

▶ Chapter 9　作用機序（頭部挙上時の舌骨上筋の作用）（図6）
→ （eラーニング ▶ スライド10）

　咽頭から食道への食塊の移送は，咽頭の収縮により食塊が下方へ押し出されることと，それと同期して食道入口部が開大することによって行われる．食道入口部（輪状咽頭筋）は，嚥下反射が惹起すると弛緩する．これに加えて，舌骨・喉頭が前上方へ移動することによって輪状咽頭筋が他動的に伸長され食道入口部が開大する．喉頭の前上方への運動に責任をもつ筋群は，舌骨上筋群のオトガイ舌骨筋，顎舌骨筋，顎二腹筋（前腹）や甲状舌骨筋である．

　喉頭を前上方へ引き上げる筋群である舌骨上筋群の，オトガイ舌骨筋，顎舌骨筋，顎二腹筋（前腹）や甲状舌骨筋は，舌骨・喉頭が固定されている場合には頭部の前屈に作用する．このため背臥位からの頭部挙上運動を行うことでこれらの筋群の強化を図ることができる．

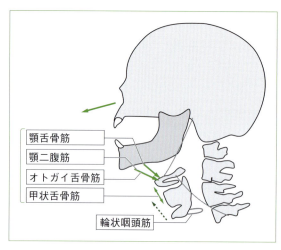

図6　Shaker訓練の作用機序（頭部挙上時の舌骨上筋の作用）
顎舌骨筋，顎二腹筋前腹，オトガイ舌骨筋，甲状舌骨筋は頭部の前屈に作用．Shaker訓練はこの動きを利用し，舌骨上筋群の強化を図る．

> Chapter 9の確認事項 ▶ eラーニング スライド10対応

1 頭部挙上時の舌骨上筋群の作用を理解する．
2 Shaker訓練が，頭部挙上によってどの筋を強化するのか理解する．

▶ Chapter 10　具体的方法 → （eラーニング ▶ スライド11）

　仰臥位をとり，足をあげないようにして頭部を挙上する．このとき自分の足先をみるようにし，舌骨上筋にのみ力が入るようにする（図7）．
　A 等尺性運動（isometric exercise）：頭部挙上で1分間保持，その後1分頭を下ろして休憩．これを3

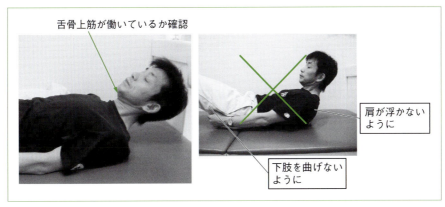

図7 頭部挙上

セット行う．
B 等張性運動(isotonic exercise)：頭部の挙上・下制を30回繰り返す．なお，原著ではこの運動をisokinetic exercise（等速度性運動）としているが，等速度性運動は特別な器機を使用して関節角速度を一定にする運動のことであり原著が用語を誤って使用している．

Shakerの原法ではA，Bを1日3回，6週間行い，コントロール群と比較して食道入口部の開大と喉頭の前方移動が有意に改善したとしている[7,8]．

▶ Chapter 10の確認事項 ▶ eラーニング スライド11対応

1 Shaker訓練原法の方法と，原法にある二つのエクササイズを理解する．

▶ Chapter 11 適応，禁忌，効果 (表4) → (eラーニング ▶ スライド12)

・適応：舌骨・喉頭の挙上に問題があることで食道入口部開大に影響のある症例，原疾患として脳血管障害（テント上，脳幹），放射線治療後，高齢者の廃用性の障害などがあげられる．適応を決める場合にはVFなどで舌骨・喉頭挙上不全とそれに伴う入口部開大不全が確認されていることが必要である．
・禁忌：頸椎症，気管カニューレ装着例などで頸部の運動に制限がある場合は禁忌．運動負荷がかかるため高血圧，心臓病などを合併する場合には理学療法と同様のリスク管理が必要となる．
・効果：Shakerらによる研究では，27名の患者をランダムにShaker訓練実施群と非実施群（偽練習群）に分け，実施群に有意な改善（食道入口部の開大，喉頭の移動，機能的な嚥下評価）がみられたとしている[8]．近年のランダム化比較試験のメタアナリシスによっても，Shaker訓練の効果が認められている[9]．

▶ Chapter 11の確認事項 ▶ eラーニング スライド12対応

1 Shaker訓練の適応，禁忌，効果を理解する．

表4 適応，禁忌，効果

適応	・舌骨・喉頭の挙上に問題があることで入口部開大に影響のある症例 ・原疾患：脳血管障害，放射線治療後，高齢者の廃用性障害など
禁忌・注意	・頸椎症，カニューレ装着などにより頸椎の運動制限がある場合は禁忌 ・運動負荷がかかるため，合併症として高血圧，心疾患などがある場合には注意，運動療法へのリスク管理と同様の配慮が必要
効果	・Shakerらによる研究では27名の患者をランダムにShaker法実施群と非実施群（偽練習群）に割りつけ，実施群に有意な改善（食道入口部の開大，喉頭の移動，機能的な嚥下評価）がみられたとしている[8] ・ランダム化比較試験のメタアナリシスによっても，Shaker訓練の効果が認められている[9]

Chapter 12　その他の舌骨上筋群を強化する方法 →（eラーニング▶スライド13, 14）

　Shaker訓練と同様に，喉頭挙上や入口部の開大促進のために，以下のような舌骨上筋群の強化を意図した練習方法が提案されている．いずれも抵抗に抗して頭部を屈曲することで舌骨上筋群の活性化を図るものであり，抵抗は徒手的な抵抗，ゴムボールやセラバンドを用いたものなどが考案されている．

1）徒手的頸部筋力増強訓練[10]（図8）
- 目的：徒手的に抵抗負荷を加えながら頭部前屈を行うことで頸部筋群の筋力増強を図る．
- 方法：治療者は座位をとる患者の後方に位置し，患者の額に両掌をあて後方へ引く．この負荷に拮抗して等尺性運動，もしくは等張性運動を行わせる．
- 根拠：杉浦らは2名の頭頸部腫瘍術後患者に実施，舌骨挙上改善，誤嚥の減少を認めた[10]．
- 禁忌：頸椎症の既往，カニューレの挿管など頸部への負荷が望ましくない症例．

2）Chin tuck against resistance (CTAR) exercise[11]（図9）
- 目的：抵抗負荷を加えながら頭部前屈を行うことで舌骨上筋群の筋力増強を図る．
- 方法：顎と胸骨の間にゴムボールを挟み，ゴムボールを顎と胸骨で締め付けるように指示する．
- 根拠：CTAR exerciseと頭部挙上訓練を比較し，CTARによる舌骨上筋群への刺激がより特異的であったと報告されている[11]．

3）Jaw opening exercise[12]（図10）
- 目的：開口運動により舌骨上筋群の活動を強化する．
- 方法：最大開口位を10秒間保持し10秒間休憩する．1セットの練習でこれを5回繰り返し，1日2セット実施する．
- 根拠：Wadaらは8人の嚥下障害患者を対象に1か月実施，舌の上方移動距離，食道入口部の開大率，咽頭通過時間が有意に向上した[12]．
- 禁忌：顎関節の脱臼の既往のある患者には禁忌．

4）効　果
　頭部の挙上の持続，繰り返しは高齢者にとって負荷が高く実施が難しい場合もあるが，これらの舌骨上筋群の強化訓練は実施できる可能性が高い．
　また，これらの抵抗に対して頭部を屈曲する練習方法は，Shaker訓練と比較して舌骨上筋をより選

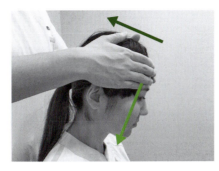

図8 徒手的頸部筋力増強訓練
（杉浦ら，2008.[9]）

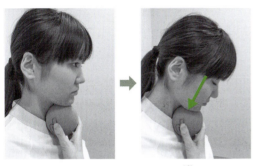

図9 CTAR exercise (Yoon, 2014.[10])

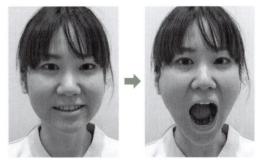

図10 Jaw opening exercise
(Wada, et al., 2012.[12])

択的に活性化できる可能性があり[13]，CTAR exercise に関しては複数のランダム化比較試験のメタアナリシスにより効果が認められている[9,14]．

▶ Chapter 12の確認事項 ▶ eラーニング スライド13，14対応

1. 徒手的頸部筋力増強訓練の手法，目的を理解する．
2. Chin tuck against resistance exercise の手法，目的を理解する．
3. Jaw opening exercise の手法，目的を理解する．

治療器機，電気刺激法（electrical stimulation therapy）

　生体に電流を流すことにより生じる神経・筋の興奮を通じて関連する運動機能を強化しようとするもので，摂食嚥下障害に対しても何種類かの方法が提唱され商用化されている．

▶ Chapter 13　**舌骨上筋に対する神経筋電気刺激（neuromuscular electrical stimulation；NMES）**→ (eラーニング ▶ スライド15)

- **目的・方法**：舌骨・喉頭挙上に関連する筋（顎二腹筋前腹/顎舌骨筋，オトガイ舌骨筋）を刺激し筋収縮をもたらすことで，当該筋の筋力強化を図る．安静時に電気刺激する方法と，嚥下反射のタイミングに合わせて電気刺激する方法とがある．市販の装置では，筋電計との組み合わせでバイオフィードバックの機能も付加されているものもある．
- **適応**：舌骨・喉頭挙上および前方への運動に問題のある患者．

- **禁忌・注意**：ペースメーカーなどの電子機器を埋め込んでいる患者には注意が必要．低周波刺激による不快感が生じる場合もある．
- **効果**：複数のランダム化比較試験のメタアナリシスでNMESと従来の嚥下訓練の併用が，従来の嚥下訓練単独に比較して，舌骨の上前方移動や誤嚥防止に効果があるとの報告がなされている[6,15]．

Chapter 13の確認事項 ▶ eラーニング スライド15対応

1 NMESの適応，禁忌，効果を理解する．

Chapter 14　頸部干渉波刺激（IFC：interferential current）装置
→（eラーニング ▶ スライド16）

- **目的・方法**：二種類の異なる周波数を体内で干渉させ，その差分により生じる低い周波数（50 Hz）で嚥下関連神経を刺激する．感覚閾値レベルで刺激することで嚥下反射惹起の促進など嚥下機能の改善効果を目的としたものである．
- **適応**：脳血管障害，神経筋疾患など中枢性の嚥下障害患者．
- **効果**：脳卒中やパーキンソン病による嚥下障害例に対して，即時効果として咽頭期嚥下機能が向上したとする報告や[14]，ランダム化比較試験により摂取量の増大や咳嗽反応の改善がみられたとする報告がある[15]．

Chapter 14の確認事項 ▶ eラーニング スライド16対応

1 頸部干渉波刺激（IFC：interferential current）装置の適応，効果を理解する．

Chapter 15　非侵襲的脳刺激法（noninvasive brain stimulation；NIBS）〈参考情報〉→（eラーニング ▶ スライド17）

- **目的・手法**：非侵襲的に脳皮質を刺激することで脳の可塑的変化を促し，嚥下機能改善を図る．神経可塑性の原理に基づき，神経経路のシナプス形成，再編成，ネットワークの強化・抑制を行うことで，神経機能の改善を目的とするものであり，①反復経頭蓋磁気刺激（repetitive transcranial magnetic stimulation；rTMS）と，②経頭蓋直流刺激（transcranial direct current stimulation；tDCS）がある．
- ① rTMS：ターゲットとなる領域に磁場を発生させることで神経細胞の脱分極を生じさせる．低周波数（1 Hz）のパルスによる低頻度反復刺激は神経細胞の興奮性を鈍らせ低下させる．一方，高周波数のパルスによる高頻度反復刺激は，大脳皮質のニューロンの興奮性を高める．
- ② tDCS：ターゲットとなる領域に配置したプラスとマイナスの電極間に低強度の電流を流すことで，神経細胞の活動性を変化させる．陽極性tDCSの陽極刺激は皮質ニューロンの興奮性を向上させ，陰極性tDCSの陰極刺激は抑制効果があり興奮性を低下させる．
- **適応**：脳卒中による偽性球麻痺，球麻痺による嚥下障害の急性期および慢性期の患者．
- **禁忌**：けいれんの既往のある患者．
- **効果**：近年のランダム化比較試験を含むメタアナリシスにより，急性期および亜急性期の症例への効果が報告されている[18-20]．NIBSの効果に関しては個人間変動が大きく，どのような治療仮説（両半球

間の活動性のアンバランスを調整する，もしくは非損傷側の活動性を高め代償効果を期待）に基づくかにより，治療のプロトコール（促通性の刺激・陽性性の刺激〈興奮性の向上もしくは低下を意図〉，刺激部位〈患側もしくは非患側，両側への使用〉，刺激時間）はさまざまである．各プロトコールによる効果の差が議論となっているが，プロトコールに関して確立したものはなく検討段階にある．

▶ Chapter 15の確認事項 ▶ eラーニング スライド17対応

1. NIBSの適応，禁忌，効果を理解する．

文　献

1) Lazzara, G, Lazarus, C, Logemann JA：Impact of thermal stimulation on the triggering of the swallowing reflex. Dysphagia, 1(2)：73-77, 1986.
2) Sciortino K, Liss JM, Case JL, Gerritsen KG, Katz RC：Effects of mechanical, cold, gustatory, and combined stimulation to the human anterior faucial pillars. Dysphagia, 18(1)：16-26, 2003.
3) Rosenbek JC, Robbins J, Willford WO, Kirk G, Schiltz A, et al.：Comparing treatment intensities of tactile-thermal application. Dysphagia, 13(1)：1-9, 1998.
4) Rosenbek JC, Roecker EB, Wood JL, Robbins J：Thermal application reduces the duration of stage transition in dysphagia after stroke. Dysphagia, 11(4)：225-233, 1996.
5) Rosenbek JC, Robbins J, Fishback B, Levine RL：Effects of thermal application on dysphagia after stroke. J Speech Hear Res, 34(6)：1257-1268, 1991.
6) Cheng I, Sasegbon A, Hamdy S：Effects of Neurostimulation on Poststroke Dysphagia：A Synthesis of Current Evidence From Randomized Controlled Trials. Neuromodulation, 24(8)：1388-1401, 2021.
7) Shaker R, Kern M, Bardan E, et al.：Augmentation of deglutitive upper esophageal sphincter opening in the elderly by exercise. Am J Physiol, 272(35)：1518-1522, 1997.
8) Shaker R, Easterling C, Kern M, et al.：Rehabilitation of swallowing by exercise in tube-fed patients with pharyngeal dysphagia secondary to abnormal UES opening. Gastroenterology, 122：1314-1321, 2002.
9) Speyer R, Cordier R, Sutt AL, et al.：Behavioural Interventions in People with Oropharyngeal Dysphagia：A Systematic Review and Meta-Analysis of Randomised Clinical Trials. J Clin Med, 11(3)：685, 2022.
10) 杉浦淳子，藤本保志，安藤篤，他：頭頸部腫瘍術後の喉頭挙上不良を伴う嚥下障害例に対する徒手的頸部筋力増強訓練の効果．日摂食嚥下リハ会誌，12(1)：69-74, 2008.
11) Yoon WL, Khoo JK, Rickard Liow SJ：Chin tuck against resistance (CTAR)：new method for enhancing suprahyoid muscle activity using a Shaker-type exercise. Dysphagia, 29(2)：243-248, 2014.
12) Wada S, Tohara H, Iida T, et al.：Jaw-Opening Exercise for Insufficient Opening of Upper Esophageal Sphincter. Arch Phys Med Rehabili, 93：1995-1999, 2012.
13) Park JS, Hwang NK：Chin tuck against resistance exercise for dysphagia rehabilitation：A systematic review. J Oral Rehabil, 48(8)：968-977. 2021.
14) Liu J, Wang Q, Tian J, Zhou W, Gao Y, et al.：Effects of chin tuck against resistance exercise on post-stroke dysphagia rehabilitation：A systematic review and meta-analysis. Front Neurol, 13：1109140, 2023.
15) Wang Y, Xu L, Wang L, et al.：Effects of transcutaneous neuromuscular electrical stimulation on post-stroke dysphagia：a systematic review and meta-analysis. Front Neurol, 2023.
16) Maeda K, Koga T, Akagi J：Interferential current sensory stimulation through the neck skin improves airway defense and oral nutrition intake in patients with dysphagia：a double-blind randomized controlled trial. Clin Interv Aging, 12：1879-1886, 2017.
17) Hara Y, Nakane A, Tohara H, et al.：Cervical Interferential Current Transcutaneous Electrical Sensory Stimulation

for Patients with Dysphagia and Dementia in Nursing Homes. Clin Interv Aging, 15：2431-2437, 2021.
18) Pisegna JM, Kaneoka A, Pearson WG Jr, et al.：Effects of non-invasive brain stimulation on post-stroke dysphagia：A systematic review and meta-analysis of randomized controlled trials. Clin Neurophysiol, 127 (1)：956-968, 2016.
19) Cheng I, Sasegbon A, Hamdy S：Effects of Neurostimulation on Poststroke Dysphagia：A Synthesis of Current Evidence From Randomized Controlled Trials. Neuromodulation, 24 (8)：1388-1401, 2021.
20) Shibata S, Koganemaru S, Mima T：Non-invasive Brain Stimulation in Post-stroke Dysphagia Rehabilitation：A Narrative Review of Meta-analyses in 2022. Prog Rehabil Med, 8：20230015, 2023.

第4分野 摂食嚥下リハビリテーションの介入
I．口腔ケア・間接訓練
16—間接訓練：各論

50 咽頭期に対する間接訓練：チューブ嚥下訓練・バルーン拡張法

Lecturer ▶ 北條京子
城西クリニック訪問診療部
訪問リハビリテーション課

学習目標 Learning Goals
- チューブ嚥下訓練・バルーン拡張法の意義がわかる
- チューブ嚥下訓練・バルーン拡張法の適応がわかる
- チューブ嚥下訓練・バルーン拡張法の実施方法がわかる

▶ Chapter 1　はじめに → （eラーニング ▶ スライド1）

　咽頭期における嚥下障害への間接的なアプローチは，誤嚥のリスクがないという点で有用だが，その適応や方法，リスク管理を踏まえて安全に実施する必要がある．ここでは，チューブ嚥下訓練，バルーン法の意義や実施方法について解説する．

1　チューブ嚥下訓練

▶ Chapter 2　チューブ嚥下訓練とは → （eラーニング ▶ スライド2）

　チューブ嚥下訓練は，繰り返しチューブを嚥下することにより嚥下反射の惹起性を改善させ，喉頭挙上のスピードおよび挙上距離を改善させる．また，舌による送り込み運動，嚥下運動の協調性を改善する効果も期待できる．対象は，嚥下反射の惹起性，嚥下運動の協調性に問題のある場合や誤嚥のリスクが高く，直接訓練が困難な場合である．催吐反射や咳反射が強い場合は実施困難である．

Chapter 2の確認事項 ▶ eラーニング スライド2対応

1. チューブ嚥下訓練の目的，適応を理解する．

▶ Chapter 3　チューブ嚥下訓練の具体的方法 → （eラーニング ▶ スライド3）

　12～16Fr程度のフィーディングチューブを，経口的に挿入する．咽頭絞扼反射（gag reflex）があって経口的に挿入できないときには経鼻的に行うこともあるが，その場合は12Frの細めのチューブを使用する．先端が食道入口部を過ぎて20cmほど挿入したところで，チューブの先端が食道入口部から咽頭腔へ逸脱しない程度で嚥下動作に同期させながらチューブの出し入れを行う．また，口腔期の送り込みを目的とした場合には，チューブを舌上に置き，舌で咽頭へ送り込んで嚥下させる．導入時には訓練者が徒手的に挿入し，徐々に自力で嚥下できるようにする．

▶ 127

▶ **Chapter 3の確認事項** ▶ eラーニング スライド3対応

1 チューブ嚥下訓練の方法を理解する．

▶ **Chapter 4**　**チューブ嚥下訓練における留意点** → （eラーニング▶スライド4）

　口腔から挿入するときに咽頭絞扼反射が強い場合は，舌でチューブをなめることから開始し，徐々に刺激に慣らす．どうしても困難な場合は，無理に実施しない．導入時には，VFやVEで安全に食道へ挿入可能かどうかを確認し，カテーテル先端が食道入口部に達する長さを口角付近に印をつけておくと，ベッドサイドで実施しやすくなる．間歇的経管栄養法，バルーン法でも同じ効果がある．

▶ **Chapter 4の確認事項** ▶ eラーニング スライド4対応

1 咽頭絞扼反射が強いときにチューブ嚥下訓練を行う場合の注意点を理解する．
2 導入時のポイントを確認する．

2 バルーン拡張法

▶ **Chapter 5**　**バルーン拡張法とは**（図1）→ （eラーニング▶スライド5）

　バルーン拡張法（バルーン法）とは，バルーンカテーテル（図2）を用いて食道入口部（上部食道括約筋upper-esophageal-sphincter；UES）を機械的に拡張し，食塊の咽頭通過を改善する手技である．対象としては，食道入口部開大不全のある症例であり，おもに脳卒中後の球麻痺や輪状咽頭嚥下障害で用いられることが多いが，皮膚筋炎やParkinson病などの変性疾患，頭頸部の放射線治療後の嚥下障害，サルコペニアによる廃用症候群など，その他の疾患でも報告がある．

▶ **Chapter 5の確認事項** ▶ eラーニング スライド5対応

1 バルーン拡張法の概要，対象症例を理解する．

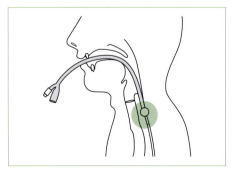

図1　バルーン拡張法（バルーン法）

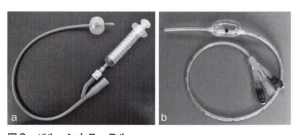

図2　バルーンカテーテル
a：球状バルーン，b：筒状バルーン（ダブルバルーン）

Chapter 6　バルーン法の適応 → (eラーニング▶スライド6)

　バルーン法の適応については，初回のVF（嚥下造影）で症例ごとに判断する．球麻痺の急性期の場合は，めまいや嘔吐などの初期症状が落ち着いてから実施する．局所の炎症所見がない，腫瘍など外部からの圧迫所見がない，全身状態が良好であることを前提条件として，適応は，①食道入口部の通過障害があること，②代償法で改善が得られないこと，③バルーン法の実施に耐えられることの三つを満たしたものである（表1）．

表1　バルーン法の適応
①食道入口部の通過障害があること
②代償法で改善が得られないこと
③バルーン法の実施に耐えられること

※前提として，炎症所見なし，腫瘍などの圧迫所見なし，全身状態良好であること．

Chapter 6の確認事項 ▶ eラーニング スライド6対応

1　バルーン法適応条件の三つを理解する．

Chapter 7　バルーン法の適応判断の流れ（図3）→ (eラーニング▶スライド7)

　VFで，食道入口部の開大不全や咽頭収縮の低下，喉頭挙上不全，嚥下反射惹起不全などの咽頭期障害の症状を同定する．特に梨状窩への食物残留や咽頭通過側についても観察する．また，嚥下内視鏡で唾液の貯留，声帯や披裂部の動き，咽頭収縮について左右差があるかなどを内視鏡で確認する．咽頭残留や咽頭通過の左右差がある場合には，代償法が効く場合があるため，横向き嚥下や一側嚥下で通過側に食物を誘導し，咽頭通過改善の有無をみる．それでも十分な効果が得られない場合にバルーン法を実施し，その効果や実施に耐えられるかを評価する．その際は，迷走神経反射によるショックや咽頭の組織損傷のリスクもあるため，初回は医師が行うか，その立ち会いのもとで実施する．

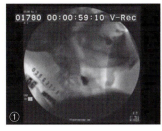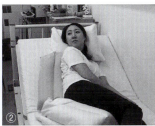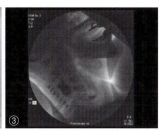

図3　バルーン法の適応判断の流れ
①食道入口部開大不全や咽頭期障害の症状を同定
・唾液の貯留，声帯や披裂部の動き，咽頭収縮の左右差などの確認（VE）
・梨状窩への食物残留（VF），咽頭通過側の確認（VF正面画像）
②代償法による咽頭通過を評価（VF）
・複数回嚥下や横向き嚥下
・咽頭通過優位側を正面画像で判断し優位側を下にした一側嚥下を行う
③バルーン法を実施して適応や即時効果を評価（VF）
・挿入や拡張時に咳反射や催吐反射の影響が少なく実施可能
・バルーン法の即時効果の判定
・迷走神経反射によるショックがない（リスク管理のため初回実施時は医師の立ち会いのもとで実施）

▶ **Chapter 7 の確認事項** ▶ eラーニング スライド7対応

1. バルーン法適応の流れを理解する．
2. 食道入口部開大不全や咽頭期障害を同定する症状がどのようなものかを理解する．
3. 咽頭残留，咽頭通過の左右差がある場合にはどのように対応するのかを理解する．
4. バルーン法の導入時のリスクや対応を理解する．

▶ Chapter 8　チューブの挿入方法① (表2) → (eラーニング ▶ スライド8)

　姿勢は挿入が可能であれば座位でも構わないが，30～60度リクライニング位で頸部がリラックスした状態のほうが挿入しやすい．頸部はやや前屈位とし，サチュレーションモニターで血中酸素飽和度を測定，呼吸状態に留意する．痰や唾液が口腔や咽頭に貯留している場合は自己喀出もしくは吸引する．チューブ挿入前に，アイスマッサージ刺激で口腔内を湿潤させ，空嚥下を促す．カテーテルは氷水で濡らし滑りをよくしておく．

表2　チューブの挿入方法①

- 姿勢は，30～60度リクライニング位．頸部はやや前屈位
- サチュレーションモニターで血中酸素飽和度を測定し，呼吸状態に留意する．痰や唾液が口腔や咽頭に貯留している場合は喀出もしくは吸引する
- アイスマッサージ刺激で，口腔内を湿潤させ空嚥下を促す
- カテーテルは氷水で濡らし滑りをよくしておく

▶ **Chapter 8 の確認事項** ▶ eラーニング スライド8対応

1. 挿入時の姿勢を理解する．
2. チューブ挿入時の留意点を理解する．

▶ Chapter 9　チューブの挿入方法② (図4) → (eラーニング ▶ スライド9)

　左咽頭へ挿入する場合は，顔を右に向けて，カテーテルを右口角から左咽頭を狙って斜め下方向に挿入する．16～18cmほど進めて先端が食道入口部に達し先当たりしたら，カテーテルを軽く押しながら嚥下してもらいカテーテルを食道内へ進める．発声が可能であれば，声を出すことで食道に挿入されたかどうかを確認可能である．

▶ **Chapter 9 の確認事項** ▶ eラーニング スライド9対応

1. カテーテルを食道内に挿入するときの要点を理解する．

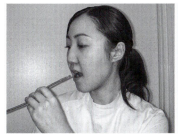
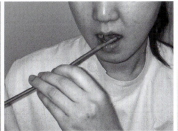
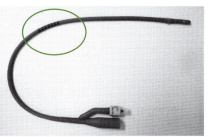

①顔を右に向け挿入　　　　　②右口角から左咽頭方向へ　　　③VFで位置を確認し，印をつけたカテーテル
　　　　　　　　　　　　　　　　　　　　　　　　　　　　　　　（先端から約16〜18cmのところ）

図4　チューブの挿入方法
- 左咽頭へ挿入する場合は顔を右に向けて（①），カテーテルを右口角から左咽頭を狙って斜め下方向に挿入する（②）．16〜18cmほどで先端が食道入口部に達し先当たりしたら，カテーテルを軽く押しながら嚥下してもらい，食道内へ進める．
- 食道入口部に先端が当たる箇所に印をつけておくとわかりやすい（③）．
- 発声が可能であれば，声を出すことで食道に挿入されたかどうかを確認する．

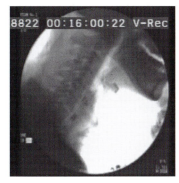

図5　球状バルーンによる間歇的拡張法
〈方法〉
① 食道までカテーテルの先端を挿入（約25cm）後，シリンジで約5mL空気を入れて拡張し，抵抗があるまでカテーテルを引き抜く（輪状咽頭筋部下端に位置する）．
② 一度空気を抜いて，若干カテーテルを数mm引き抜き，再度空気を入れて抵抗があるまでゆっくり輪状咽頭筋部を拡張する．
③ 20秒ほど拡張したのち，空気を抜いて，再度カテーテルを5mm引き抜く．
※①〜③をカテーテルが抜けるまで行う．
〈備考〉
- バルーンの径を調節可能，時間をかけて拡張できる．
- バルーンが球状で位置がずれやすいため，手技に慣れが必要．
- カテーテルに目盛りをつけておくと位置ずれしにくい．
- 特に抵抗の強いところを時間をかけて拡張する．

▶ Chapter 10　球状バルーンによる間歇的拡張法（図5）→（eラーニング ▶ スライド10）

　球状バルーンによる間歇的拡張法は，食道までカテーテルの先端を挿入（約25cm）後，シリンジで約5mL空気を入れて拡張し，抵抗があるまでカテーテルを引き抜く（輪状咽頭筋部下端に位置する）．その後，一度シリンジの空気を抜いて，カテーテルを数mm引き抜き，再度空気を入れて抵抗があるまでゆっくり輪状咽頭筋部を拡張する．20秒ほど拡張したのち，空気を抜いて，再度カテーテルを5mm引き抜く．それを，チューブが抜けるまで行う．

　この手技では，バルーンの径を調節可能であり，食道入口部も時間をかけて拡張できる．ただし，バルーンが球状で位置がずれやすいため，手技に慣れが必要である．カテーテルに目盛りをつけておくと位置ずれしにくい．特に抵抗の強い部分について時間をかけて拡張する．

▶ Chapter 10の確認事項 ▶ eラーニング スライド10対応

1. 球状バルーンによる間歇的拡張法を理解する．
2. 間歇的拡張法のメリット・デメリットを理解する．

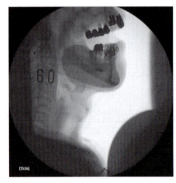

図6 球状バルーンによる単純,嚥下同期引き抜き法
〈方法〉
①カテーテルを食道内へ挿入後,バルーンを4〜5mL拡張する
②嚥下と同時に引き抜く(引き抜く引際に,カテーテルは通したい方向に引き頸部は逆方向に回旋する).
※嚥下と同期させることが困難な場合は,そのまま引き抜く(単純引き抜き法)
〈備考〉
・簡便で患者自身が行いやすく,手の機能が低下していても実施可能.
・喉頭挙上を助ける効果や喉頭挙上と食道入口部開大のタイミングを合わせる訓練にもなる.
・しかし,一回の拡張時間が短く効果を出すには回数が必要.
・拡張する空気量を適宜確認し,やや抵抗がある状態を保つとよい.

▶ Chapter 11 　**球状バルーンによる単純・嚥下同期引き抜き法**(図6)
→ (eラーニング ▶ スライド11)

　球状バルーンによる嚥下同期引き抜き法・単純引き抜き法では,カテーテルを食道内へ挿入後,バルーンを4〜5mL拡張し,嚥下と同時に引き抜く.引き抜く引際に,カテーテルは通したい方向に引き,頸部はそれとは逆方向に回旋する.単純引き抜き法とは,嚥下と同期させることが困難な場合に,バルーンをそのまま引き抜く方法をさす.
　この手技は,簡便で患者自身が行いやすく,手の機能低下が軽度であれば自力で実施可能である.喉頭挙上を助ける効果や喉頭挙上と食道入口部開大のタイミングを合わせる訓練にもなる.ただし,1回の拡張時間が短く効果を出すには数回行う必要がある.また,継続して実施する場合は,やや抵抗がある状態を保てるよう,適宜拡張する空気量を確認する.

▶ Chapter 11の確認事項 ▶ eラーニング スライド11対応
1 球状バルーンによる単純,嚥下同期引き抜き法実施時の要点を理解する.
2 当該手技のメリット,デメリットを理解する.

▶ Chapter 12 　**球状バルーンによるバルーン嚥下法**(図7) → (eラーニング ▶ スライド12)

　球状バルーンによるバルーン嚥下法では,挿入前に3〜4mLの空気でバルーンを拡張しておく.カテーテルを口腔から挿入して,つかえたところで軽くカテーテルを押しながら嚥下する.この手技は,誤嚥の危険がなく飲み込む訓練ができるが,ある程度訓練が進みバルーン拡張が可能になってからでないと実施は難しい.

▶ Chapter 12の確認事項 ▶ eラーニング スライド12対応
1 球状バルーンによるバルーン嚥下法実施時の要点を理解する.
2 当該手技のメリット・デメリットを理解する.

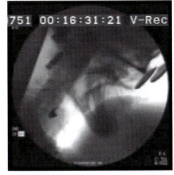

図7　球状バルーンによるバルーン嚥下法〈eラーニング動画参照〉
〈方法〉
①挿入前に3〜4mLの空気でバルーンを拡張しておく.
②カテーテルを口腔から挿入して,つかえたところで軽くカテーテルを押しながら嚥下する.
〈備考〉
・誤嚥の危険がなく飲み込む訓練ができる.
・ある程度訓練が進みバルーン拡張が可能になってからでないと難しい.

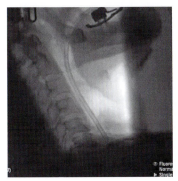

図8　筒状バルーン（ダブルバルーン）による持続拡張法〈eラーニング動画参照〉
〈方法〉
①カテーテルを食道内へ挿入後,内層（固定用）バルーンを空気を2〜5mL程度注入し狭窄部（食道入口部下端）まで引き上げる.
②外層（拡張用）バルーンに10〜20mLの空気を注入して狭窄部を拡張する.
③そのまま10秒〜1分程度留置する.
〈備考〉
・輪状咽頭筋部の静止圧が高く,球状バルーンでは位置ずれしやすい症例や他の方法では効果が不十分な症例に用いることが多い.
・利点は,持続的に拡張でき,位置ずれしにくいこと.
・欠点は,カテーテルが球状バルーンに比して高価であること.

Chapter 13　筒状バルーン（ダブルバルーン）による持続拡張法(図8)
→（eラーニング▶スライド13, 14）

　筒状バルーン（ダブルバルーン14Fr, 16Fr）による持続拡張法の手技は,まずカテーテルを食道内まで挿入し,VFでバルーンの位置を確認したあと,内層（固定用）バルーンに空気を2〜5mL程度注入して膨らませ,狭窄部（食道入口部）まで引き上げる.バルーンは,食道入口部開大不全では同部でアンカーされる.次に外層（拡張用）バルーンに10〜20mLの空気を注入して狭窄部を拡張する.
　輪状咽頭筋部の静止圧が高く,球状バルーンでは位置ずれしやすい症例や,他の方法では効果が不十分な症例に用いることが多い.持続的に拡張でき,位置ずれしにくいが,球状バルーンに比して高価である.

Chapter 13の確認事項 ▶eラーニング スライド13, 14対応
1. 筒状バルーンによる持続拡張法実施時の要点を理解する.
2. 当該手技のメリット・デメリットを理解する.

Chapter 14　バルーン法のプログラム (表3) → (eラーニング▶スライド15)

　バルーン法のプログラムとしては，原則として，1日3回，1回約20分実施する．食前もしくはIOCによる注入前に実施すると効果的である（食物の咽頭通過やチューブの挿入が容易となるため）．手技選択については，間歇的拡張法と引き抜き法はほぼ全例に行い，嚥下法と持続拡張法は症例に応じて実施する．球状バルーンに注入する空気の量は，開始時は4 mLからはじめて徐々に量を増やし，最高10 mL程度とする．通過障害の強い側を重点的に拡張するが，訓練としては左右両側の輪状咽頭筋部について実施する．バルーン法開始後しばらくは医師，言語聴覚士，看護師が行い，徐々に，本人，家族や介護者へ指導する．バルーン法の終了については咽頭通過の改善に合わせて検討する．最低でも3か月集中的に行い，半年以上改善が不十分であれば手術を検討するが，術後も瘢痕狭窄予防のため状態に合わせて継続する．

表3　バルーン法のプログラム

- 1日3回，1回約20分実施する．実施のタイミングは食前もしくはIOCによる注入前であれば効果的
- 実施手技は，間歇的拡張法と引き抜き法（嚥下法と持続拡張法は症例に応じて）
- 空気の量は，開始時は4 mLからはじめ，徐々に量を増やし最高10 mL程度
- 通過障害の強い側を重点的に拡張する．訓練としては左右両側の輪状咽頭筋について実施
- 初期は医師，言語聴覚士，看護師が行い，徐々に本人，家族や介護者に移行
- 最低でも3か月集中的に行い，半年以上改善が不十分であれば手術を検討，術後も瘢痕狭窄予防のため状態に合わせて継続

▶ Chapter 14の確認事項 ▶ eラーニング スライド15対応

1. バルーン法プログラム構築の要点を理解する．

文　献

1) 三枝英人，新美成二，八木聰明："直接的"間接的嚥下訓練：フィーディングチューブを用いた嚥下のリハビリテーション．日耳鼻，101：1012-1021，1998．
2) 藤谷順子：間接訓練．医師・歯科医師のための摂食・嚥下ハンドブック，本多知之，溝尻源太編，医歯薬出版，東京，116-121，2000．
3) 角谷直彦，石田　暉，豊倉　穣，田中　博，内山義和，村上恵一：第Ⅱ相　嚥下障害のリハビリテーション　バルーンカテーテルによる間欠的空気拡張法．総合リハ，20(6)：513-516，1992．
4) 北條京子，藤島一郎，大熊るり，小島千枝子，武原　格，柴本　勇，田中里美：輪状咽頭嚥下障害に対するバルーンカテーテル訓練法―4種類のバルーン法と臨床成績．日摂食嚥下リハ会誌，1：45-56，1997．
5) Hojo K, Fujishima I, Ohno T, Uematsu H：Research into the effective how well the balloon dilatation method causes the desired outcome for cricopharyngeal dysphagia at the chronic stage in cerebrovascular disease. Japanease Journal of Speech, Langeage, and Hearing Research, 3 (3)：106-115, 2006（言語聴覚研究）．
6) 小野木啓子，他：嚥下障害に対するバルーン法の即時効果．Jpn J Conpr Rehabil Sci, 5：93-96, 2014．

第4分野 摂食嚥下リハビリテーションの介入
I. 口腔ケア・間接訓練
16―間接訓練：各論

51 呼吸および頸部・体幹に対する訓練

Lecturer ▶ 俵　祐一[1]，神津　玲[2]

1) 聖隷クリストファー大学リハビリテーション学部准教授
2) 長崎大学大学院医歯薬学総合研究科理学療法学分野教授

学習目標 Learning Goals
- 呼吸および頸部・体幹に対する訓練の意義がわかる
- 呼吸および頸部・体幹に対する訓練方法がわかる

Chapter 1　はじめに → (eラーニング ▶ スライド1)

　呼吸および頸部・体幹に対する訓練は，間接訓練に位置づけられる．呼吸機能および頸部・体幹機能は，それぞれ摂食嚥下機能と間接的ではあるが密接に関係しており，これらの機能の障害は摂食嚥下機能にも有意な影響を及ぼす．口腔・咽頭機能とともに，これらの機能にも目を向け，摂食嚥下機能への影響を意識した介入が必要になる．ここでは，呼吸および頸部・体幹に対する訓練の意義と実際の介入方法について解説する．

Chapter 2　呼吸および頸部・体幹に対する訓練とは (表1)
→ (eラーニング ▶ スライド2)

　摂食嚥下障害患者においては，嚥下と呼吸パターンの協調障害や咳嗽能力の低下など呼吸機能の問題を伴うことがある．呼吸訓練は，これらの問題を改善させるために行う介入方法であり，おもに呼吸数を減少させて，一回換気量を増やす（深くゆったりとした呼吸パターン）とともに，呼吸運動の強調部位（腹式呼吸や胸式呼吸など）を変化，あるいは調節させる方法である．

　頸部・体幹機能は，摂食嚥下において重要な働きを担っており，これらの運動機能障害（可動制限，筋機能障害，不安定性など）は，円滑な摂食嚥下運動を少なからず制限する．頸部・体幹に対する訓練とは，同部位の可動制限，筋機能障害（筋力低下，異常筋緊張，協調性障害など），不安定性等の問題に対して，その改善を目的に行われる方法である．

表1　呼吸および頸部・体幹に対する訓練とは

- 摂食嚥下障害患者においては，呼吸機能の問題を伴うことがある
- 呼吸訓練とは呼吸と嚥下の協調性向上，呼吸予備（呼気量および呼出力）の改善を目指して行われる介入方法である
- 頸部・体幹機能は円滑な摂食嚥下運動に影響を及ぼす可能性がある
- 頸部・体幹に対する訓練とは，同部位の可動性や筋機能，安定性の向上を目的に行われる方法である

> **Chapter 2の確認事項** ▶ eラーニング スライド2対応
>
> 1. 摂食嚥下障害と呼吸機能の関係と，摂食嚥下障害患者に呼吸訓練を行うことの意義を理解する．
> 2. 摂食嚥下障害患者に対する，頸部や体幹への呼吸訓練の意義を理解する．

▶ Chapter 3　摂食嚥下障害における呼吸機能の特徴 → (eラーニング▶スライド3)

　摂食嚥下障害患者では呼吸機能障害を伴うことがあるが，これらは咳嗽機能の低下によって特徴づけられる．健常高齢者と比較して，摂食嚥下障害患者では咳嗽随意性と咳嗽効果（去痰効果）が有意に低下しており，その結果，気道分泌物貯留を有意にきたしていることが明らかになっている（**図1**）．また，誤嚥性肺炎の既往や脳血管障害患者では咳嗽反射が減弱していることが報告されている．さらに，ADL低下に伴う廃用性やサルコペニアからの呼吸機能低下も懸念される．

　摂食嚥下障害患者における呼吸機能の評価に特異的なものはないが，深吸気や強制呼気，随意的な咳嗽（咳払い）の可否などのスクリーニング的評価は行う必要がある．

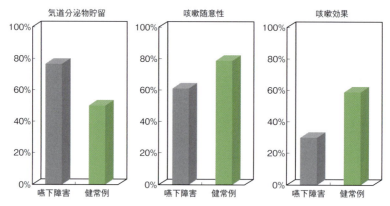

図1　摂食嚥下障害における呼吸機能の特徴（神津，2000．[1]）
％：対象者数に占める割合．

> **Chapter 3の確認事項** ▶ eラーニング スライド3対応
>
> 1. 摂食嚥下障害患者にみられる呼吸機能障害の特徴を理解する．

▶ Chapter 4　摂食嚥下障害における呼吸訓練 → (eラーニング▶スライド4)

　摂食嚥下障害における呼吸訓練には，口すぼめ呼吸，横隔膜呼吸・深呼吸，咳嗽がある（**表2**）．以下，それぞれについて解説する．

> **Chapter 4の確認事項** ▶ eラーニング スライド4対応
>
> 1. 摂食嚥下障害患者に適応される呼吸訓練を理解する．

表2 摂食嚥下障害における呼吸訓練

- 口すぼめ呼吸
- 横隔膜呼吸・深呼吸
- 咳嗽

表3 呼吸訓練の実際

適　応	・嚥下と呼吸パターンの協調障害，咳嗽能力低下，頸部・体幹筋群の筋緊張亢進など
適応外	・呼吸調整が不可能な重症例，失調性呼吸の合併
基本原則	・深くゆったりとした呼吸パターン ・リラックスした姿勢 ・静かな吸気 ・呼気の意識化と強調

▶ Chapter 5　呼吸訓練の基本 → (eラーニング▶スライド5)

　呼吸訓練は多くの摂食嚥下障害患者で適応があるとされるが，特に嚥下と呼吸パターンの協調障害，咳嗽能力低下，頸部・体幹筋群の筋緊張亢進などがよい適応となる（表3）．しかし，呼吸調整が不可能な重症例や失調性呼吸を合併する症例では適応外となる．

　呼吸訓練を指導する場合の基本原則は，まず深くゆったりとした呼吸パターンにすることが必要である．これによって死腔換気（ガス交換に関与しない換気）を減じて，換気の効率改善を目指す．次に呼吸筋が作用しやすいように姿勢筋緊張を抑制するためのリラックスした姿勢，吸気に伴って咽頭部に貯留した唾液の侵入を防止するための静かな吸気，次の吸気量を相対的に増加させるための確実な呼気（呼気量の増大）に注意を払う．

▶ Chapter 5の確認事項 ▶ eラーニング スライド5対応

1. 呼吸訓練が適応となる例，適応とならない例を理解する．
2. 呼吸訓練を行う際の基本原則を理解する．

▶ Chapter 6　口すぼめ呼吸 → (eラーニング▶スライド6)

　口すぼめ呼吸とは，吸気は鼻から行い，呼気は口をすぼめながら細く，ゆっくりと吐く呼吸法であり，リラクセーションや呼気量の増大に有用である（図2）．吸気と呼気の比率は1：2から1：3とし，1回の練習は5分程度とする．本呼吸法は，ほとんどの嚥下障害患者に適応となるが，特に鼻咽腔および口唇閉鎖不全がある症例，球麻痺例などでよい適応となる．

▶ Chapter 6の確認事項 ▶ eラーニング スライド6対応

1. 口すぼめ呼吸の概要，目的，適応を理解する．

▶ Chapter 7　口すぼめ呼吸の効果 → (eラーニング▶スライド7)

　口すぼめ呼吸の効果に関しては，慢性呼吸障害患者で数多く検討されている．その効果は，呼気時における気道閉塞の軽減や換気効率の改善（一回換気量の増加，呼吸数と分時換気量の減少）などによって示されている．嚥下障害患者を対象とした効果としては，軟口蓋の筋力や鼻咽腔の閉鎖機能の強化，

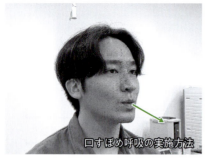

図2　口すぼめ呼吸
- 方法：吸気は鼻から行い，呼気は口をすぼめながら細く，ゆっくりと吐く．吸気：呼気＝1：2～1：3の比率とし，練習は1回5分程度とする．
- 適応：嚥下障害患者，特に鼻咽腔および口唇閉鎖不全がある症例，球麻痺例など．

口唇閉鎖機能強化，呼吸のコントロールなどがある（**表4**）．

表4　口すぼめ呼吸の効果

呼吸障害における効果	・呼気時気道閉塞の軽減；気道内圧上昇と初期流速減速 ・換気効率の改善；一回換気量の増加，呼吸数，分時換気量の減少 ・胸郭における呼気終末容積の減少と，吸気終末容積の増加 ・血液ガスの改善；動脈血酸素分圧の上昇，動脈血二酸化炭素分圧の減少 ・肺局所不均等換気の改善
嚥下障害における効果	・軟口蓋の筋力や鼻咽腔の閉鎖機能の強化 ・口唇閉鎖機能強化 ・呼吸のコントロール

▶ Chapter 7の確認事項 ▶eラーニング スライド7対応

1. 口すぼめ呼吸の，呼吸障害，摂食嚥下障害に対する訓練効果を理解する．

▶ Chapter 8　横隔膜呼吸と深呼吸 →（eラーニング ▶スライド8）

横隔膜呼吸（腹式呼吸ともいう）とは，吸気時に横隔膜運動を増幅させ，その結果生じる腹部の拡張運動を強調させる呼吸法である（**図3**）．また，深呼吸とは，呼吸運動の強調部位は特定せず，十分な呼気とゆっくりとした大きな吸気を強調する方法である．横隔膜呼吸の実施は困難な場合も少なくなく，その場合は深呼吸で代用する．リラクセーション，排痰，咳嗽の促通を試みたい場合に適応となるが，普段から練習しておくことも必要である．その場合は，口すぼめ呼吸と同様，1回の練習は5分程度とする．なお，重症呼吸障害の合併や失調性呼吸を呈する場合は実施不可能であるため，適応外である．

横隔膜呼吸の指導法としては，まず側臥位にして対象者の利き手を腹部に，非利き手を胸部に当てる．その上から指導者の手を置き，腹部を呼気に合わせて静かに圧迫し，吸気時に圧迫を解除し，腹部の拡張運動を対象者に意識させながら，腹部の運動を有意に大きくさせていく．

▶ Chapter 8の確認事項 ▶eラーニング スライド8対応

1. 横隔膜呼吸，深呼吸の目的を理解する．
2. 横隔膜呼吸の指導方法（実施方法）を理解する．

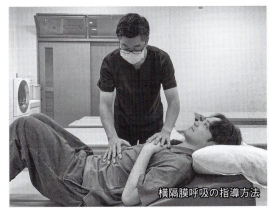

図3 横隔膜呼吸と深呼吸
・横隔膜呼吸：吸気時に主として横隔膜運動を増幅させ，その結果生じる腹部の拡張運動を強調させる呼吸法．
・深呼吸：呼吸運動の強調部位を特定せず，十分な呼気とゆっくりとした大きな吸気を強調．
・適　応：リラクセーション，排痰，咳嗽の促通．
・適応外：重症呼吸障害の合併や失調性呼吸を呈する場合．

横隔膜呼吸の指導方法

▶Chapter 9　横隔膜呼吸と深呼吸の効果 (表5) → (eラーニング ▶スライド9)

　横隔膜呼吸と深呼吸の効果についても，慢性呼吸障害を対象とした多くの研究報告によって示されている．その代表は，換気効率の改善（1回換気量の増加，呼吸数と分時換気量の減少）および呼吸運動部位の変化（呼吸補助筋活動の抑制と横隔膜運動の増大）などである．しかしながら，摂食嚥下障害患者における効果については，十分な検討がなされていない．

表5　横隔膜呼吸と深呼吸の効果
・換気効率の改善；1回換気量の増加，呼吸数と分時換気量の減少
・呼吸運動部位の変化；呼吸補助筋活動の抑制と横隔膜運動の増大
・肺局所換気の改善；下肺野の換気改善
・呼吸仕事量の軽減；酸素消費量の減少
・気道分泌物の移動促進
・摂食嚥下障害においてはその有効性は検討されていない

Chapter 9の確認事項 ▶eラーニング スライド9対応
1 横隔膜呼吸と深呼吸の効果を理解する．

▶Chapter 10　咳嗽訓練 (表6) → (eラーニング ▶スライド10)

　咳嗽は，①大きな吸気，②声門の閉鎖，③胸腔内圧の上昇，④声門の開放の過程によって生じている（▶eラーニング参照）．通常，咳嗽とは気道内に入り込んだ異物や痰を排出するための防御反射であるが，前述のように摂食嚥下障害患者では，咳嗽機能が障害されていることが多く，意識的（随意的）な咳嗽を行う必要がある．特に誤嚥をきたしたときには，有効な咳嗽を行い，それを排出する必要がある．また，摂食練習中あるいは後の定期的な咳払いなどを通じて，普段から咳嗽を意識させることが重要である．

表6　咳嗽訓練〈eラーニング動画参照〉

・咳嗽：声門閉鎖後に胸腔内圧が上昇，声門が一気に開放することによって生じる
・誤嚥をきたしたときには，有効な咳嗽を行い，それを排出する必要がある
・摂食練習後の咳払いなどによって，普段から咳嗽を意識させることが重要である

▶ Chapter 10の確認事項 ▶eラーニング スライド10対応

1 咳嗽発生のメカニズムを理解する．
2 摂食嚥下障害患者に普段から咳嗽を意識させることの意義を理解する．

▶ Chapter 11　**摂食嚥下障害における頸部・体幹訓練** → (eラーニング ▶スライド11)

　摂食嚥下障害における頸部・体幹訓練には，頸部・体幹の筋緊張調整（リラクセーション），喉頭の運動性改善，頸部の可動性および筋機能改善，体幹の安定性改善（座位保持能力を含む）がある（**表7**）．以下，それぞれについて解説する．

表7　摂食嚥下障害における頸部・体幹訓練

・頸部・体幹の筋緊張調整（リラクセーション）
・喉頭の運動性改善
・頸部の可動性および筋機能改善
・体幹の安定性改善（座位保持能力を含む）

▶ Chapter 12　**喉頭運動の指標** → (eラーニング ▶スライド12)

　頸部・体幹の運動機能の評価，特に喉頭運動に着目した評価が重要である．嚥下時の喉頭運動に影響を与える要素として，吉田らが開発した相対的喉頭位置と舌骨上筋群機能を外部から簡便に評価できる指標がある（**図4**）．前者は仰臥位頸部最大伸展位にてオトガイ（Genio），甲状軟骨（Thyroid）上端間の距離（GT）と，甲状軟骨上端と胸骨（Sternum）上端間の距離（TS）を設定し，テープメジャーで計測することで評価する．後者は図に示すとおり，4段階でその筋力を評価するものである．

▶ Chapter 12の確認事項 ▶eラーニング スライド12対応

1 相対的喉頭位置と舌骨上筋群機能の簡便な評価方法を理解する．

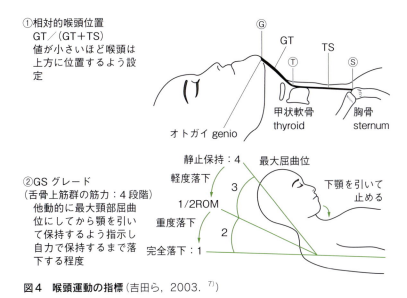

図4　喉頭運動の指標（吉田ら，2003．[7]）

Chapter 13　頸部・体幹の筋緊張調整（リラクセーション）
→（eラーニング▶スライド13）

　摂食時の座位姿勢保持のために頸部や体幹の筋緊張が亢進した状態では，円滑な嚥下運動が制限される．摂食嚥下運動を行いやすくさせるために，頸部・体幹筋群のリラクセーションを行い，筋緊張を緩和させる必要がある．ゆったりとした静かな呼吸法や頸部・肩甲帯の他動・自動運動などによってリラックスを図る（図5）．日常からの座位訓練とともに，摂食訓練前の準備としても実施・指導する．

Chapter 13の確認事項 ▶ eラーニング スライド13対応
1. 頸部・体幹のリラクセーションを行う意義を理解する．
2. 頸部・体幹のリラクセーション方法を理解する．

Chapter 14　喉頭の運動性改善（図6）→（eラーニング▶スライド14）

　喉頭挙上運動は，嚥下運動のなかでも重要な運動要素である．この運動は舌骨上筋群を主動作筋として，食道入口部の開大とも連動している．喉頭運動の障害は，長期臥床や加齢による頸部の可動制限に合併することも多く，後述する頸部の運動機能向上と併せて，喉頭の運動性改善に対する介入が必要である．舌骨・喉頭のモビライゼーションとして徒手的に遊び運動を促したり，舌骨上筋群のストレッチングとして舌骨を徒手的に固定したうえでの頸部伸展運動等を行い，喉頭の可動性を改善させる．また，舌骨上筋群の強化方法として，頭部挙上訓練（head raising exercise）があるが，負荷が大きく原著どおりに適用できないことがほとんどである．その代用として負荷を減らした方法や，頭部挙上位を保持したり，頭部を他動的に支持しながら下顎を引き下げる際に抵抗を加えるといった方法もある．

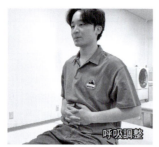

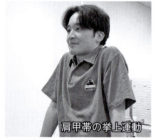
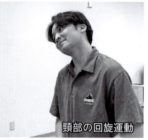

図5　頸部・体幹の筋緊張調整（リラクセーション）
・呼吸調整：ゆったりとした静かな呼吸
・頸部・肩甲帯の他・自動運動，喉頭運動
・その他

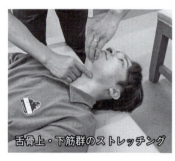
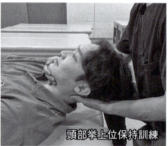

図6　喉頭の運動性改善
・喉頭可動性改善
　　頸部の関節可動域改善
　　舌骨・喉頭のモビライゼーション
・喉頭運動に関与する筋活動促通
　　舌骨上・下筋群のストレッチング
　　舌骨上筋群強化：頭部挙上訓練
　　（または頭部挙上位保持訓練）

Chapter 14の確認事項 ▶ eラーニング スライド14対応

1. 喉頭挙上運動の効果，目的を理解する．
2. 喉頭挙上運動の介入方法，実施方法を理解する．

▶ Chapter 15　頸部の可動性および筋機能改善 → (eラーニング ▶ スライド15)

　頸部の可動制限，特に前屈制限は，嚥下運動において大きな制限となる．急性期や全身管理のために臥床の長期化が予測される症例，加齢による脊柱の可動制限が存在する場合などでは，頸部の可動性や筋機能を向上させる必要がある．臥床時の非対称的な不良姿勢の改善とともに頸部が過伸展とならないよう，適切な枕の選択とアライメント調整，頸部周囲筋群のマッサージ，頭部を他動的に牽引・前屈させながらの後頭下筋群ストレッチング，頭部を保持しながら前屈，側屈，回旋運動などの他動的関節可動域訓練を適用する（図7）．

Chapter 15 の確認事項 ▶ eラーニング スライド15対応

1. 頸部の可動性や筋機能を向上させる意義を理解する.
2. 具体的な対応方法を理解する.

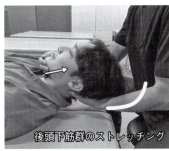
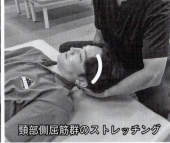

図7 頸部の可動性および筋機能改善
・頸部筋緊張の調整
　非対称的な不良肢位の改善；姿勢筋緊張の左右差軽減
　頸部過伸展予防
・マッサージ
　後頭下筋群，僧帽筋上部線維，胸鎖乳突筋などが対象
・他動的関節可動域訓練，ストレッチング
　図のように対象者の頭部を支持し，頸部の牽引・前屈，側屈および回旋運動方向にゆっくりとストレッチする.

▶ Chapter 16　体幹の安定性改善 → (eラーニング ▶ スライド16)

　安定した摂食姿勢の要素として，体幹の安定性は重要な要因である．頸部と体幹のアライメント，左右対称性，姿勢筋緊張の軽減を意識したポジショニング（座位姿勢の支持方法の工夫），体幹の可動性改善，体幹筋群の活性化や強化，さらには座位耐性の向上へもアプローチを行うことが重要である（図8）．

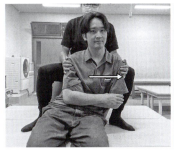
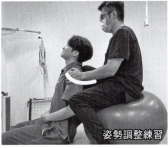

図8 体幹の安定性改善
・姿勢調整
　頸部と体幹のアライメント，左右対称性，筋緊張の調整など
　図のように対象者の後方から体幹を支え，側方および後方へ他動的に動かす
・座位姿勢の支持方法の工夫
・胸郭，肩甲帯，骨盤帯の可動性改善
・体幹筋群の活性化と強化
・座位耐性向上

Chapter 16 の確認事項 ▶ eラーニング スライド16対応

1. 体幹安定の意義を理解する.
2. 体幹安定のための介入方法を理解する.

Chapter 17　呼吸および頸部・体幹に対する訓練のまとめ
→（eラーニング ▶ スライド17）

　以上をまとめると，呼吸訓練は嚥下と呼吸パターンの協調障害，咳嗽能力低下，頸部・体幹筋群の筋緊張亢進などが適応となり，誤嚥した場合の排出や，貯留する気道分泌物の排出除去に役立てることで，安全な摂食訓練を支援する役割がある．

　また，頸部・体幹訓練は①嚥下運動に関与する筋機能の向上によって嚥下運動の促通，調整および強化を図る，②姿勢および頸部の運動性，筋緊張，アライメントを調整することで嚥下運動阻害因子の軽減・除去を図り，摂食訓練効果を高めることへの貢献が役割となる．

文　献

1) 神津　玲，藤島一郎，小島千枝子，朝井政治，与古田巨海，大熊るり，中村美加栄，柳瀬賢次：嚥下障害を合併する肺炎患者の臨床的特徴と嚥下リハビリテーションの成績．日本呼吸管理学会誌，9(3)：293-298，2000．
2) 大嶋　崇，田中貴子，神津　玲：摂食・嚥下ケアに興味をもったら，次に行いたいこと②　呼吸練習の実際．Expert Nurse，24(3)：70-73，2008．
3) 神津　玲，藤島一郎：摂食・嚥下障害に対する呼吸理学療法．Modern Physician，26(1)：50-52，2006．
4) 吉田剛：脳卒中片麻痺患者の嚥下障害に対する理学療法．理学療法，23(8)：1130-1136，2006．
5) Shaker R, Kern M, et al.：Augmentation of deglutitive upper esophageal sphincter opening in the elderly by exercise. Am J Physiol, 272：G1518-G1522, 1997.
6) Maeda H, Fujishima I：Optimal load of head-raising exercise：Sustained head-lift time and number of head-lift repetitions in Japanese healthy adults. Deglutition, 2：82-91, 2013.
7) 吉田　剛，内山　靖，熊谷真由子：喉頭位置と舌骨上筋群の筋力に関する臨床的評価指標の開発およびその信頼性と有用性．日摂食嚥下リハ会誌，7(2)：143-150，2003．
8) 吉田　剛：中枢神経障害における座位姿勢と嚥下障害．理学療法学，33(4)：226-230，2006．

索 引

あ

アイオワ式口腔内圧測定装置（IOPI） 75, 80
アフタ 22
アフタ性口内炎 43
アミラーゼ 24
安静時唾液 25
一次運動神経 66
咽頭 15
咽頭期 62
咽頭後壁 13, 15
咽頭絞扼反射 127
咽頭収縮 94
咽頭収縮訓練 97
うがい 47
裏声発声法 107
運動障害性構音障害 74
永久歯 50
嚥下訓練 60
嚥下同期引き抜き法 132
遠心性収縮 67
横隔膜呼吸 138
音波ブラシ 38

か

開口 12
開口運動 87
開口訓練 112
咳嗽訓練 139
ガイドライン 6
角化歯肉 13
下唇小帯 14
顎下腺 24
可動域拡大訓練 76, 83
過敏 54
ガムテスト 30
間歇的拡張法 131
カンジダ症 21
カンジダ性口内炎 43
関節可動域（ROM） 70
間接訓練 61, 110
含嗽剤 39
器質的口腔ケア 3
義歯 16, 17, 41
義歯性潰瘍 18
義歯用ブラシ 18, 41
機能的口腔ケア 3
臼後腺 24
球状バルーン 131, 132
求心性収縮 67
狭口蓋 55
頬小帯 14
頬腺 24
強直 71
頬粘膜 13, 14
挙上運動 76, 78
筋緊張調整 141
筋収縮 67
筋線維 65
緊張性咬反射 54
筋力増強訓練 68
口すぼめ呼吸 137
クロスバー・トレーニング 86
ケア 2
痙縮 71
頸部・体幹訓練 140
頸部干渉波刺激（IFC）装置 113
鉤（クラスプ） 16
構音訓練 106
構音点 104
口蓋 13, 15, 55
口蓋舌弓 15
口蓋腺 24
口蓋扁桃 15
口蓋裂 22
口腔衛生管理 3
口腔癌 23
口腔乾燥 46
口腔乾燥症 26, 31
口腔期 62, 109
口腔ケア 3, 34, 35
口腔健康管理 3
口腔水分計（ムーカス） 29
口腔清掃 43
口腔粘膜疾患 43
口腔保湿ジェル 46
口腔機能管理 3
高口蓋 55
拘縮 70, 71
口唇 13
口唇腺 24
口唇閉鎖訓練 111
口唇閉鎖不全 106
口底 13
喉頭挙上運動 141
喉頭閉鎖 94
喉頭閉鎖訓練 99
口内炎 22
高齢者の発話と嚥下の運動機能向上プログラム（MTPSSE） 74, 88
誤嚥 47
誤嚥性肺炎 18
呼吸訓練 137
黒毛舌 22
固縮 71
骨壊死 23
根面う蝕 21

さ

最長発声持続時間（MPT） 105
催吐反射 118
サクソン法 30
左右移動運動 76, 78
シェーグレン症候群 25, 26
視覚的フィードバック機器 96
耳下腺 14, 24
歯間ブラシ 39
刺激子 117
刺激時唾液 25
システマティックレビュー 6
持続拡張法 133
持続伸張 71
持続的陽圧呼吸（CPAP）療法 95
自動 ROM 運動 76, 83
自動介助 ROM 運動 76, 83
自動的関節可動域 70
歯肉 14
歯肉肥大 56
歯磨剤 40
腫瘍性病変 23
準備期 109
上唇小帯 14
小唾液腺 24
小児の口腔ケア 49
上部食道括約筋（UES） 128
食道入口部 128
食物残渣 16, 19
神経筋電気刺激（NMES） 123
深呼吸 138
心理的拒否 54

スクラッビング法　37
スポンジブラシ　44
声門上部閉鎖訓練　100
声門閉鎖訓練　101
舌　15
舌圧測定器　81
舌下小丘　15
舌下腺　24
舌下ひだ　15
舌小帯　15
舌清掃　44
舌腺　24
舌尖挙上訓練　111
舌苔　15
舌乳頭　13
舌背　15
舌背挙上訓練　112
前癌病変　23
前舌保持嚥下法　98
先天異常　22
前方突出運動　76, 78

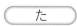

体幹　143
唾液　24
唾液検査　29
唾液減少症　25
唾液腺　14
唾液分泌量測定　30
他動ROM運動　76, 83
他動的可動域訓練　142
他動的関節可動域　70
多方向の運動　76, 78
単純引き抜き法　132
中枢性運動神経　66
チューブ嚥下訓練　127
チューブトレーニング　80, 90
超音波ブラシ　38

直接訓練　60
筒状バルーン　133
ディサースリア　74, 89
デンタルフロス　51
電動歯ブラシ　38
天疱瘡　22
等運動性収縮　67
等尺性運動　69, 120
等尺性収縮　67
等張性運動　69, 121
等張性収縮　67
頭部挙上訓練　119
徒手筋力検査法（MMT）　67
徒手的頸部筋力増強訓練　122
吐唾法　30

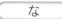

軟口蓋　15
軟毛ブラシ　44
二次運動神経　66
乳歯　50
のどのアイスマッサージ　116

バイオフィルム　17
白板症　23
バス法　37
発声発語機能　102
発話障害　88
歯ブラシ　36
パラフィン法　30
バルーン嚥下法　137
バルーン拡張法　128
鼻咽腔閉鎖　94
鼻咽腔閉鎖訓練　94
鼻咽腔閉鎖不全　105, 106
非侵襲的脳刺激法（NIBS）　124
ファルセット　107

フッ化物配合歯磨剤　40, 51
プッシング／プリング訓練　95
フッ素　40, 51
プラーク　17
フレイル　89
ブローイング訓練　96
閉口運動　87
閉口訓練　112
扁平苔癬　23
ポジションペーパー　6
補助的清掃用具　51

末梢性運動神経　66

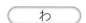

リラクセーション　141
冷圧刺激法　116
レジスタンス運動　78, 83, 85

ワッテ法　30

chin tuck against resistance（CTAR）
　　exercise　122
CIセラピー　83, 84
EMGフィードバック　87
jaw opening exercise　122
Lee Silvermann音声治療　107
LSVT Loud　107
mime therapy　87
ROM訓練　71
SALR　98
Shaker訓練　119
thermal tactile stimulation　116

日本摂食嚥下リハビリテーション学会
eラーニング対応

第4分野 摂食嚥下リハビリテーションの介入 Ver. 4
Ⅰ 口腔ケア・間接訓練　　ISBN978-4-263-45168-7

2011年 6 月25日	第1版第1刷発行
2014年 4 月20日	第1版第3刷発行
2015年 9 月10日	第2版第1刷発行
2020年 8 月10日	第3版第1刷発行
2025年 5 月 5 日	第4版第1刷発行

編　集　日本摂食嚥下リハビリ
　　　　テーション学会
発行者　白　石　泰　夫
発行所　医歯薬出版株式会社

〒113-8612　東京都文京区本駒込1-7-10
TEL.（03）5395-7638（編集）・7630（販売）
FAX.（03）5395-7639（編集）・7633（販売）
https://www.ishiyaku.co.jp/
郵便振替番号 00190-5-13816

乱丁，落丁の際はお取り替えいたします．　　印刷・真興社／製本・榎本製本
Ⓒ Ishiyaku Publishers, Inc., 2011, 2025.　Printed in Japan

本書の複製権・翻訳権・翻案権・上映権・譲渡権・貸与権・公衆送信権（送信可能化権を含む）・口述権は，医歯薬出版（株）が保有します．

本書を無断で複製する行為（コピー，スキャン，デジタルデータ化など）は，「私的使用のための複製」などの著作権法上の限られた例外を除き禁じられています．また私的使用に該当する場合であっても，請負業者等の第三者に依頼し上記の行為を行うことは違法となります．

JCOPY ＜出版者著作権管理機構　委託出版物＞

本書をコピーやスキャン等により複製される場合は，そのつど事前に出版者著作権管理機構（電話03-5244-5088，FAX 03-5244-5089，e-mail：info@jcopy.or.jp）の許諾を得てください．